# 骨と歯の再生医療

― 生物学的原理・問題点とその指針 ―

# 序に代えて

　本書「骨と歯の再生医療 〜生物学的原理・問題点とその指針〜」は，第16回硬組織再生生物学会 学術大会において開催のシンポジウム「硬組織再生医療に求められる生物学的原理」に合わせて同時発行した記録書です。

　硬組織再生生物学会理事長である岡山大学教授の永井教之先生から，次年度第16回硬組織再生生物学会の学術大会を主管するようにとの要請を受け，開催を決めたのは2006年7月の事でした。それでは，と学会を主管するに当たり何か目玉になるシンポジウムをと考えていた所，北海道大学名誉教授の久保木芳徳先生とお話しする機会があり，「硬組織再生医療に求められる生物学的原理」と題した企画を強く勧められました。そこで，久保木先生には「オーガナイザー」としてのみならず「基調講演」をもお願したところ快諾して下さいました。この様に久保木先生から全面的なご協力が得られた事から今回のシンポジウムとその出版企画がスタートしました。具体的な人選については，硬組織再生生物学会の理事会にもご相談し，会員からもシンポジストを募る事にしました。2006年の本学会機関誌 Journal of Hard Tissue Biology の発行に合わせて，2007年度の第16回硬組織再生生物学会 学術大会・総会 開催のお知らせとともに，シンポジストの募集も行いました。

　最終的なシンポジストの選考は久保木先生と相談の上，基調講演を戴く久保木先生のほか，田中順三先生，土方重樹先生，赤澤敏之先生，そして村田勝先生の計4名に決定致しました。その上で，各シンポジストの先生には企画側から講演テーマを指定させて頂きました。その依頼に当たっては，シンポジウムの講演として，その内容を専門家ばかりでなく，一般の方々にも判って頂ける様に話して頂くよう強い注文を付けさせて頂きました。その様な経緯からのシンポジウム企画でしたが，このシンポジウムをただ単に開催しただけで終わらせる事のないように，"足音だけでなく足跡を残す"ために，その内容を印刷出版して広く世に問う事を考えました。幸いにも「学際企画」さんが出版を快くお引き受け下さいました。一般的にこの様な書物は，シンポジウム終了後にその時のディスカッションをも加えた形で記録として出版するものなのかも知れません。しかし，折角出版するのなら，少しでも多くの読者を得たい，そんな一心からシンポジウムの開催日に間に合うようしたいと思いました。そして出版期日を2007年9月22日と定め，印刷出版の時間から逆算し2007年4月末日締め切りと言う条件で原稿執筆をお願いしたのが，2006年の暮れも押し迫った12月27日の事でした。時間的にかなり無理な原稿執筆依頼にも拘らず全てのシンポジストの先生方にご理解とご協力を戴きました。また久保木先生ご担当のシンポジウムの基調講演に相当する1章から3章については藤沢隆一先生と滝田裕子先生に，また第7章の担当としては有末眞先生にも執筆に加わって頂き，充実した内容のものにする事が出来ました。この様に多くの先生方にご無理なお願いをし，ようやく2007年9月22日のシンポジウム開催に合わせて出版することが出来たのです。各執筆者の先生方に感謝する次第です。

　なお，以上のような出版の経緯ゆえに，各執筆者には担当の各章内での用語や記載方法の整合性についてはお願いしたのですが，各執筆者（各章）間における用語や表現の統一は行っておりません。したがって若干統一性の欠ける面があるのは仕方のない事で，これ

はひとえに無理な執筆依頼をした編集者である私の責任であると思っております．これについては，以上の出版の経緯からご理解頂けるものと信じています．

　終りに臨み，学際企画の佐藤武雄氏には本書の企画段階から全面的にご協力戴き，無理な出版計画を軌道に乗せて頂きました．厚く御礼申し上げます．

2007年9月

川上　敏行

**編集**
　川上　敏行　　松本歯科大学大学院歯学独立研究科硬組織疾患病態解析学
　久保木 芳徳　　北海道大学 名誉教授

**著者**
　久保木 芳徳　　北海道大学 名誉教授
　藤沢　隆一　　北海道大学大学院歯学研究科口腔健康科学講座
　滝田　裕子　　北海道大学大学院歯学研究科学術支援部
　川上　敏行　　松本歯科大学大学院歯学独立研究科硬組織疾患病態解析学
　田中　順三　　東京工業大学大学院理工学研究科材料工学
　土方　重樹　　科研製薬株式会社FGFプロダクト推進部
　赤澤　敏之　　北海道立工業試験場材料技術部材料化学科
　村田　勝　　　北海道医療大学歯学部顎顔面口腔外科学
　有末　眞　　　北海道医療大学歯学部顎顔面口腔外科学

# 骨と歯の再生医療 〜生物学的原理・問題点とその指針〜 目次

### 第1章　硬組織再建の原理 ……………………………………………………… 5
　Ⅰ．はじめに：硬組織とは何か　硬組織の進化（系統発生）と器官発生 … 5
　Ⅱ．硬組織形成に共通するメカニズム …………………………………… 9
　Ⅲ．硬組織形成に必要な要素：5大要素説 ……………………………… 10
　Ⅳ．細胞とマトリックスの相互作用 ……………………………………… 12

### 第2章　硬組織形成に必要な5大要素とその統合 ……………………… 15
　Ⅰ．硬組織を造る細胞 ……………………………………………………… 15
　Ⅱ．ECM（硬組織の細胞が創出する自らの環境）……………………… 17
　Ⅲ．血管と栄養供給系 ……………………………………………………… 33
　Ⅳ．硬組織の制御因子 ……………………………………………………… 35
　Ⅴ．動力学要素 ……………………………………………………………… 42
　Ⅵ．硬組織再建の基本方策：5大要素の統合 …………………………… 44

### 第3章　人工ECMの幾何学 …………………………………………………… 51
　Ⅰ．はじめに：人工ECMとその幾何学とは何か ……………………… 51
　Ⅱ．幾何的概念の重要性 …………………………………………………… 54
　Ⅲ．人工ECM幾何学の発展史：「最適空間」の追究 …………………… 56
　Ⅳ．人工ECM幾何学の効用 ……………………………………………… 59
　Ⅴ．骨とチタンの結合 ……………………………………………………… 60
　Ⅵ．幾何学効果と動力学効果 ……………………………………………… 62

### 第4章　硬組織再生医療に求められる生物学的機能性材料 …………… 67
　Ⅰ．細胞によって造られる骨の構造 ……………………………………… 68
　Ⅱ．アパタイトとコラーゲンの自己組織化 ……………………………… 69
　Ⅲ．HAp/Col複合体からできたスポンジ状多孔体 …………………… 70
　Ⅳ．複合体の骨組織反応 …………………………………………………… 70
　Ⅴ．骨代謝・免疫制御DDSへの展開 …………………………………… 71

## 第5章　硬組織再建に用いられる薬とその開発の問題点 ……… 75

　Ⅰ．細胞増殖因子・分化誘導因子発見の歴史 ……………………… 75
　Ⅱ．すでに発売されている硬組織再生薬や医療器具 ……………… 76
　Ⅲ．bFGFの硬組織再生薬としての開発 …………………………… 78
　Ⅳ．硬組織再生薬開発の問題点 ……………………………………… 80

## 第6章　医療セラミックス材料の歴史と問題点
　　　　 −医療セラミックス概論と最新の材料
　　　　　実用化を阻むものは何か？− ……………………………… 83

　Ⅰ．医療セラミックスの変遷 ………………………………………… 83
　Ⅱ．学際領域の共同研究と生体模倣材料 …………………………… 85
　Ⅲ．吸収性傾斜機能アパタイトの発明 ……………………………… 89
　Ⅳ．再生医療研究への期待と展望 …………………………………… 94

## 第7章　自己の組織を利用する新治療システム
　　　　 −バイオリサイクル医療− …………………………………… 97

　Ⅰ．もったいない医療資源「MOTTAINAI」キャンペーン ……… 98
　Ⅱ．自家組織と他家組織の抗原性 …………………………………… 99
　Ⅲ．銀行と移植 ………………………………………………………… 99
　Ⅳ．歯のバイオリサイクル医療システム …………………………… 102
　Ⅴ．生物由来材料の必要性と安全性 ………………………………… 103
　Ⅵ．自家組織・細胞を利用した治療 ………………………………… 104
　Ⅶ．夢ある未来の研究者へ
　　　セルネットワークからヒューマンネットワーク …………… 105

## 索　引 ……………………………………………………………………… 109

# 第1章　硬組織再建の原理

## I．はじめに：硬組織とは何か　硬組織の進化（系統発生）と器官発生

【宇宙の進化と生物の進化】

　硬組織は，時間的（進化的）にも空間的（動物種間での分布）にも広くゆきわたった組織である．この組織を根本的に見直すためには，宇宙と生物の進化から出発するのが妥当であろう．約180億年前に起きたbig bangによって素粒子ができ，最も簡単な元素，つまり水素が生成された．これが一つの出発点である．その後，炭素，窒素，酸素を含む，次第に原子量の大きな元素が創られた．文字通りそれらを元にして，化学結合によって現在宇宙にあまねく存在すると考えられる無機物質が創られた．この過程は無機物質進化と呼ばれる過程であり，惑星の安定化と共に，ほぼ終了する．それと同時に地球型の惑星では有機物の進化が始まる．より複雑な有機物への進化がある時期に急激に進んだ．これが「生命の発生」であり，「生物の進化」の過程が開始された．これら一連の，より複雑な物質の形成，より複雑な過程に進む原動力が何であるかは，いまだに（おそらくは永久に）不明であるが，生物進化も有機物質進化の特別な発展であることは，今日では一般に認められている．

　硬組織の系統発生と器官発生を理解し，そして再建方法を確立するにも，このような過程の中で捉えるべきであろう．この組織に関して最も興味深い事実は，無機物質と有機物質の進化とが，巧みに融合している点であると言えないだろうか．

### 1．硬組織の進化（系統発生）

　硬組織，すなわち石灰化組織を形成する生物は，細菌から哺乳類まで，広く分布している．これらの生物によって形成されるミネラルは，カルシウム塩だけでなく，珪酸塩，鉄など多くの種類が存在する（表1）．石灰化する細菌としては，たとえば，歯石を形成するプラーク中の細菌がある．また，数年前には，火星の石に，石灰化細菌の石灰化物の痕跡があるのではないかということが話題になった．また，ある種の植物には，プラント・オパールと呼ばれる珪酸塩の石灰化物が存在し，考古学領域で古代の農業の研究に利用されている．

表1　さまざまな生物の石灰化物

| 石灰化物 | 化学式 | 生物 |
| --- | --- | --- |
| 炭酸カルシウム　カルサイト | $CaCO_3$ | 藻類　軟体動物・貝殻 |
| アラゴナイト | $CaCO_3$ | 軟体動物・貝殻　脊椎動物・耳石 |
| リン酸カルシウム　ヒドロキシアパタイト | $Ca_{10}(PO_4)_6(OH)_2$ | 脊椎動物・骨、歯　シャミセンガイ |
| オクタカルシウムフォスフェート | $Ca_8H_2(PO_4)_6$ | 脊椎動物・骨ミネラルの前駆体　石灰化細菌 |
| シュウ酸カルシウム | $CaC_2O_4$ | 植物 |
| 硫酸カルシウム | $CaSO_4$ | クラゲ幼生・重力装置 |
| シリカ | $SiO_2$ | 藻類　植物・プラントオパール |
| マグネタイト | $Fe_3O_4$ | 石灰化細菌　ヒザラガイ・歯舌 |

著者　久保木　芳徳　　北海道大学名誉教授
　　　藤沢　隆一　　　北海道大学大学院歯学研究科口腔健康科学講座
　　　滝田　裕子　　　北海道大学大学院歯学研究科学術支援部
　　　川上　敏行　　　松本歯科大学大学院硬組織疾患病態解析学

動物では，代表的な石灰化ミネラルはカルシウム塩である。まず，頭にうかぶのは，軟体動物である貝類の貝殻であろう。貝殻は，炭酸カルシウムによって石灰化する。炭酸カルシウム結晶は，貝殻のタンパク質によって厳密なコントロールを受けて成長する[1]。興味深いことに，このタンパク質は，哺乳類の歯や骨のタンパク質と共通する性質を持っている。"貝"とはいっても，シャミセンガイはリン酸カルシウムによって石灰化する。この動物は軟体動物ではなく，腕足動物に属する。

　我々に興味のあるのは，脊椎動物の石灰化組織である。脊椎動物の歯や骨は，リン酸カルシウムによって石灰化する。たとえば，骨は，タンパク質であるコラーゲンとリン酸カルシウム結晶が絶妙に配向して形成された，機能的複合組織である。生物は，本来，異物であるとも言えるミネラル結晶を，うまく利用するための方法を進化させた。なぜ，脊椎動物になって，炭酸カルシウムからリン酸カルシウムにシフトしたのかの理由は，明らかではない。あるいは，リン酸を体内に貯蔵する必要が生じたのかもしれない。

　脊椎動物の代表的な石灰化組織である，歯と骨は，どちらが進化的に古いのであろうか。いろいろな証拠から総合的に判断すると，歯に類似する構造のほうが，起源が古いと言えそうである。内骨格を持たない軟骨魚類でもりっぱな歯を持っている。後述するように，現在のゲノム進化学の研究からも，歯のエナメル質のタンパク質の遺伝子が，骨のタンパク質の遺伝子より起源が古いことが推定されている。

　歯の起源は，古生代の甲冑魚の外骨格までさかのぼる[2]。この外骨格は，皮甲と呼ばれ，本来は，体内の過剰のカルシウムを排泄するために形成されたものと言われる。皮甲を構成するのはアスピディンと呼ばれる象牙質類似の組織である。

　サメのような軟骨魚類は，外骨格として皮歯を持っている。皮歯は，皮甲よりもさらに良く歯に似ている。皮歯は，エナメル質に似ているエナメロイドと象牙質と骨様組織からなっている。サメの歯は，この皮歯が口腔内に入り込むことによって進化したと考えられる。一方，両生類以上では，皮歯が失われ，外骨格様の器官としては，口腔内の歯のみが残った。

　魚類の歯および皮歯の，エナメル質類似の組織は，両生類以上の歯のエナメル質とは，起源が異なるのでエナメロイドと呼ばれる。両生類以上のエナメル質が上皮由来であるのに対し，エナメロイドは間葉由来である。組成をみても，エナメル質はコラーゲンを含まないのに対し，エナメロイドはコラーゲンを含んでいる。エナメロイドの形成には，エナメル芽細胞と象牙芽細胞がともに関与している。

　両生類以上になると，上皮性のエナメル質を持つようになる。両生類と爬虫類のエナメル質は，哺乳類とは異なり，いわゆる小柱構造を持たない。哺乳類になって，小柱構造が出現して，このことは，エナメル質の機械的強度の上昇を意味している。

　エナメル質が進化の過程で大きく変化したのに対して，象牙質は原始的な形態のままで，ほとんど変化していない。象牙質は，上述のようにアスピディンから進化した。この組織には，象牙芽細胞様の突起が存在する。硬骨魚以上では，真正象牙質と呼ばれるようになり，象牙細管がよく発達している。

　一方，爬虫類から鳥類に進化する過程では，歯が失われた。歯の喪失とともに，エナメル質のタンパク質の遺伝子もゲノムから失われたことが，最近明らかになった。

　骨の起源については，頭蓋骨のような膜性骨と，四肢の骨のような長骨を区別して考える必要がある。

　膜性骨は，歯と同様に外骨格由来であると考えられ，より起源は古いと言えよう。サメの皮歯は，その基部に骨様構造を持っている。おそらくこのような骨様構造物が，その上部にある歯を失い癒合して，膜性骨に進化したのであろう。

　長骨は，内骨格由来であり，軟骨に置き換わる形で進化したと考えられる。軟骨魚類では，内骨格は軟骨によって形成されている。硬骨魚類以上になって，軟骨が骨によって置き換えられるようになった。この骨性の内骨格は，陸上生活で重力に抗するのに適しているため，両生類・爬虫類でさらに発達した。また，陸上生活をするにあたって，体内のカルシウム・レベルを維持するために，より活発な骨代謝が必要に

なり，カルシウム調節ホルモンである副甲状腺ホルモンが出現する。

## 2．骨の発生

骨の個体発生的由来をたどると，胚葉形成期の中胚葉にいたる（中胚葉性組織）。一般に，中胚葉系の未分化間葉組織より骨，軟骨が分化する。ただし頭蓋骨では外胚葉性間葉（ectomesenchyme）の関与も考えられる。骨形成過程には二つの経路が区別されてきた。すなわち膜内骨化（intramembranous ossification, fibrous ossification）と軟骨内骨化（endochondral ossification, cartilaginous ossification）である[10]。軟骨内骨化は主に長骨において，膜内骨化は頭蓋冠などの骨において起こり，このような骨は膜性骨とも呼ばれる。軟骨内骨化では骨形成の前に軟骨が形成されるが，膜内骨化では間葉組織から直接骨が形成される。

### 【Caplanの仮説：軟骨原基は骨髄によって置換される】

胎児において長骨が形成されるときにはまず間葉細胞が集合して軟骨原基が形成される。この軟骨原基は将来形成される骨のひな形のような形をなしている。従来，軟骨原基が骨によっておきかえられると表現されることが多かったが，最近のCaplanらの考えによると軟骨原基はむしろ骨髄によっておきかえられるようである[11]。骨は軟骨部分ではなく軟骨の周囲に形成される。軟骨原基の周囲には偏平な細胞が重層してStacked cell layerを形成する。この細胞層から最初の骨芽細胞が分化する。骨幹部中央部に相当する部分がはじめに石灰化し軟骨をとりかこむ骨の管を形成する。

軟骨のまわりに骨が形成されるとこれは軟骨にとっては物理的障壁となって軟骨の直径方向への成長をさまたげる。その結果軟骨は長軸方向へ成長するようになる。また，骨は軟骨への栄養供給に対する障壁ともなり，軟骨細胞の代謝活性を変化させる。この変化は形態的には軟骨細胞の肥大化として認められる。軟骨の特徴の一つは内部に血管を持たないことであるが，これは軟骨細胞による血管新生阻止因子anti-angiogenic factorの産生として解釈できる。軟骨細胞が肥大化をおこすと血管新生阻止因子の産生を停止すると想像される。その結果，血管が軟骨内に侵入することが可能になる。血管と共に侵入した細胞によって軟骨は吸収され骨髄におきかえられていく。要するに軟骨は骨の原基というよりは最初の骨髄腔となる予定の空間を占めている（図1）。

上記の過程で形成される骨幹部の骨化の開始点を一次骨化中心と呼ぶ。これに対してより後の時期に骨端部で始まる骨化を二次骨化中心と呼ぶ。骨幹部と骨端部の間には成長板が形成され軟骨のままで残り，骨の長軸方向への成長を行う。成長板では軟骨細胞は柱状に配列する。軟骨部分から骨に到る領域はいくつかの層に分けることができる。第1の層は増殖層と呼ばれ軟骨細胞は分裂をくりかえして細胞の柱を延長している。これに続く領域は肥大層であり，軟骨細胞は肥大化して変性を起こす。次の石灰化層においては軟骨基質の石灰化が起こる。ただしこの軟骨の石灰化は骨の石灰化とは区別されなければならない。石灰化した軟骨には次の段階で血管の侵入が起こり，軟骨基質の吸収がはじまる。それと共に血管に伴って侵入した骨芽細胞前駆体が骨芽細胞に分化して骨形成を行う（図1）。

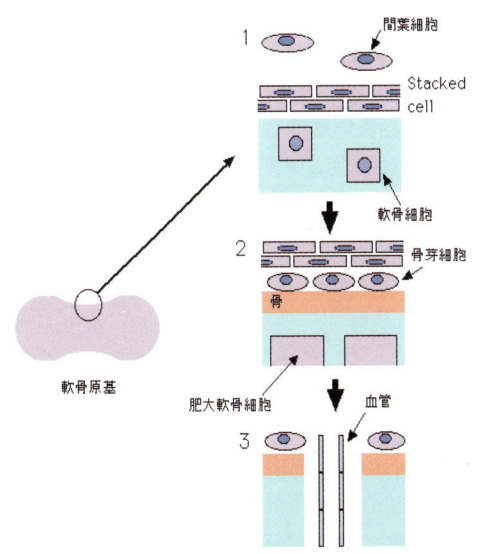

図1　鶏胚の長骨の発生における細胞，細胞外マトリックス（類骨）軟骨，骨形成の関係（Caplan文献11より改変，鶏胚のステージ28から35までの模式図）

軟骨原基の形成：最初に軟骨が出来る。その上にstacked cellsが張り付く。骨芽細胞の分化と石灰化：その細胞が骨芽細胞に分化し，細胞外マトリックスを分泌する。血管の侵入と骨髄の形成：軟骨内に血管が侵入し，骨髄をつくる。

長骨の直径方向の成長，および頭蓋冠などは膜内骨化によって行われる。膜内骨化は間葉系細胞の層状の集積から始まる。この層には血管が発達しており細いコラーゲン線維の束が存在する。やがてこの層の中に密な骨基質の線状構造が出現し石灰化を行う。間葉系細胞は大きさを増し，立方体形をとり骨芽細胞へと分化する。はじめに現われた微細な骨はその数を増し，分岐・融合して海綿状の骨梁構造を形成する。はじめに形成される骨梁は一次骨梁と呼ばれ膜性骨の表面に平行にのびる，次に形成されるのは二次骨梁であり，一次骨梁に垂直な方向にのび，膜性骨の厚さの成長に寄与する。

### 3. 歯の発生

歯のエナメル質は外胚葉性の口腔上皮より分化する。これに対して象牙質はectomesenchymeに分類される神経堤に由来すると考えられている(図2)。歯の発生においては両者の間の相互作用，上皮-間葉相互作用が重要な意味を持つ。

歯の発生の第一段階は口腔上皮の肥厚である。すなわち口腔上皮の一部が周囲の部分よりも急速に増殖を始める。それに対応する間葉部分にも分裂像は認められる。次の段階すなわち蕾状期と呼ばれる時期になると肥厚部はさらに発達し，間葉の内部へむかう突起となる。上皮細胞は引続き増殖を続ける。

次の段階は帽状期と呼ばれエナメル器の細胞の分化が始まる。細胞増殖は不均一となり，増殖の遅い部分がくぼんでエナメル器全体は盃状となる。エナメル器の外縁の細胞は立方体状をなし外エナメル上皮となる。エナメル器の陥凹部を縁どる細胞は柱状をなし内エナメル上皮と呼ばれる。これは後にエナメル芽細胞に分化する部分である。エナメル器の内部の細胞すなわち内外エナメル上皮にはさまれる部分の細胞は分散して存在し細網状を呈する。これらの細胞はstellate reticulumと呼ばれる。エナメル器中央部には細胞が高密度に集まり結節は間葉系細胞にむかって突出する。エナメル質形成が始まると結節は消失する。エナメル器の増殖に伴って内エナメル上皮に包まれる部分の間葉系細胞も増殖する。この部分の細胞は密度を増し歯乳頭となる。歯乳頭は後に象牙芽細胞や歯髄へと分化する。歯乳頭内部には毛細血管が侵入

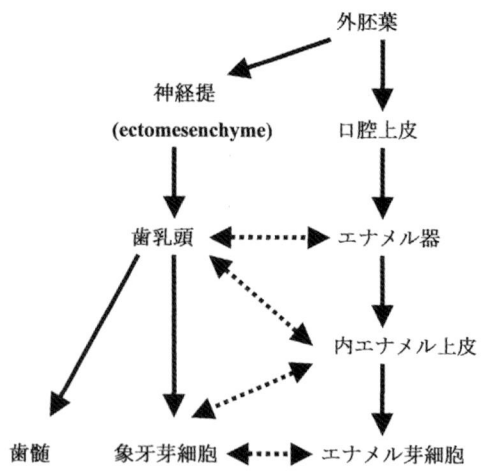

図2 歯を形成する細胞の起源と分化
矢印は分化の進行，点線は上皮-間葉相互作用を示す。

する。エナメル器と歯乳頭の形成に伴ってこれらの装置全体を囲む境界が形成される。

さらに発生が進むと鐘状期に入り，エナメル芽細胞，象牙芽細胞の分化が始まる。エナメル器の陥凹は深まり，辺縁の部分は増殖して延長される。内エナメル上皮はその柱状細胞の高さを増し，直径4〜5μm高さ40μm程度になる。こうして内エナメル上皮はエナメル芽細胞に分化し幼若なエナメル質基質の分泌を始める。エナメル芽細胞が基質形成を始める前にこれに接する歯乳頭の細胞が象牙芽細胞に分化する。幼若な象牙芽細胞は立方形をしているがしだいに細胞の高さを増して柱状となる。さらに分化が進むと象牙芽細胞突起の原型を形成するようになる。この時期にはまたstellate reticulumより一部の細胞が分化して内エナメル上皮の内側に集積しstratum intermediumという細胞層を形成する。

歯の発生には眼の発生の場合と同様に上皮-間葉相互作用が関与している[10]。図2のように，はじめの相互作用は口腔上皮と神経堤由来遊走細胞との間に起こる。顎の間葉細胞と口腔以外に上皮を組みあわせても歯の発生はおこらないので間葉細胞は口腔上皮を特異的に認識しているようである。さらに発生が進むと内エナメル上皮と歯乳頭の象牙芽細胞の前駆体との間で相互作用が起こる。前象牙芽細胞を内エナメル上皮から分離すると象牙芽細胞への分化は起こらない。またエナメル上皮以外の上皮組織と

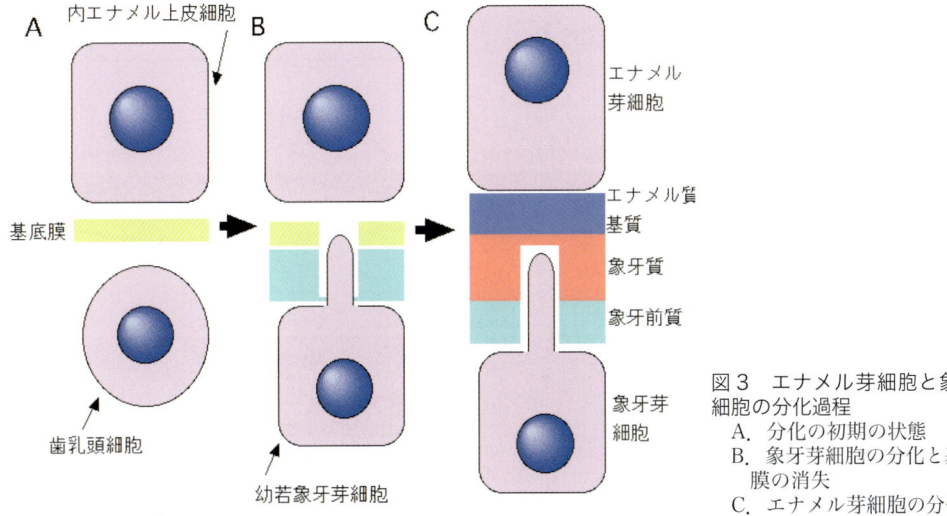

図3 エナメル芽細胞と象牙芽細胞の分化過程
A. 分化の初期の状態
B. 象牙芽細胞の分化と基底膜の消失
C. エナメル芽細胞の分化

組みあわせても象牙芽細胞の分化は起こらない。一方，歯乳頭から分離された内エナメル上皮もエナメル芽細胞へと分化することはない。上皮-間葉相互作用において重要な役割を演ずると思われるのが基底膜である。内エナメル上皮と歯乳頭の間には基底膜が存在する。象牙芽細胞の分化のためには基底膜の存在が不可欠である（図3）。

## II. 硬組織形成に共通するメカニズム

硬組織の系統発生的起源は外骨格である。多細胞動物がある大きさに達したとき，骨格（skeleton）を必要とし，それは最初，体の外側を覆った。貝類のような炭酸カルシウム，原始魚類にみられるリン酸カルシウムの外骨格がある時期に内骨格として体の中にも発展した時，ヒドロキシアパタイトを主体とする硬組織ができあがった。哺乳類の硬組織は，骨，象牙質，セメント質，そしてエナメル質である。

これらの組織形成には，きわめて特徴的な事実に気付く。それは細胞から分泌された細胞外マトリックス（ECM）がすぐ石灰化するのでなく，必ず未石灰化基質として暫く存在してから石灰化する。すなわち時間にして2-10日間，距離にして10μ厚さの層を間においてその後，漸進的にでなく一挙にミネラルが沈着するようにみえる。この結果，骨を形成しつつある骨芽細胞は石灰化した組織に直接接していることはなく約10μの厚さのオステオイドを必ず介在させて配列している（図4）。

この未石灰化層を，骨では類骨（osteoid）層，象牙質では象牙前質（predentin）と呼んでいる。この約10日間に，基質は，おそらくは酵素的な修飾を受け，ミネラルの沈着を妨げる性質を失い，石灰化し得るECM（calcifiable ECM）へと変換すると考えざるを得ない。すなわち，石灰化組織ができるには，基質の分泌

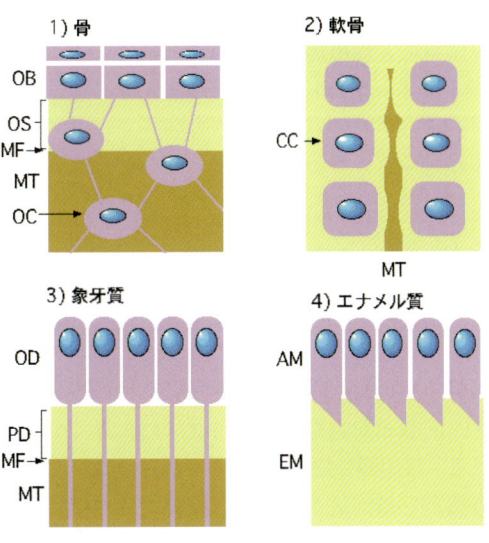

図4. 硬組織の石灰化過程は，基質の分泌沈着，推定される修飾，ミネラル沈着という少なくとも2段階あるいは3段階に分かれて進行することを示す模式図

図中の略号：1. OB（骨芽細胞），OS（類骨：オステオイド），MF（石灰化前線），MT（石灰化した骨組織），OC（骨細胞）2. CC（軟骨細胞）3. OD（象牙芽細胞），PD（象牙前質）4. AM（エナメル芽細胞），EM（エナメルマトリックス：エナメルタンパク質）

沈着，その修飾，ミネラル沈着という少なくとも3段階を経過すると仮定するのが妥当と考えられる[3,4]。

柔らかい未石灰化基質が分泌されてから，しばらくしてそこにミネラルが沈着すると云う石灰化の様式は，骨のみならず象牙質，軟骨，エナメル質でも観察される（図4）。特に象牙質では明瞭で，象牙芽細胞は自身が分泌した約 $10\mu$ 厚さの象牙前質とよばれる未石灰化層に接してきれいに単層配列している。石灰化は象牙前質を介在させた $10\mu$ 先で突如としておきている。

以上の仮説は形態的観察によって指摘された明瞭な事実から推論し，纏めたものである。生化学的証拠としては骨の場合，オステオイドと石灰化組織のECMを詳しく比較することによって与えられる。現在までに，両基質間の相違点として，ピリジノリン等のコラーゲン架橋結合の差，プロテオグリカン（コンドロイチン6硫酸とコンドロイチン4硫酸の組成など）の差が報告されているが，今後詳しい分析が待たれる。深江らは，象牙前質にのみ存在する3種のプロテオグリカンを検出に成功した。これらの分解はカルシウム依存性であり，従って石灰化に伴った過程であるらしい。

硬組織と軟組織の組成表で興味深いのは，骨のミネラル（ヒドロキシアパタイト）組成と皮膚の水分がほぼ同じであるという点である。この成分が置き換わったと見ることが出来る。

（硬組織生物学の代表的参考文献として4，8～12を挙げておく）。

## III. 硬組織形成に必要な要素：5大要素説

骨と歯の硬組織を形態的に分けてゆくと，先ず，細胞と細胞外マトリックスに大きく分けられる。硬組織の場合，細胞外マトリックスには，有機質と無機質がある。軟組織では有機質のみが細胞外マトリックスであるが，硬組織の細胞外マトリックスに限っては，有機成分だけでなく，ヒドロキシアパタイトなどの無機成分も，その機能と形成過程を考慮すると，細胞外マトリックスとみなすのが妥当ではないだろうか。

硬組織形成のメカニズムを理解するには，複雑な過程をいくつかの要素に分け，それぞれを

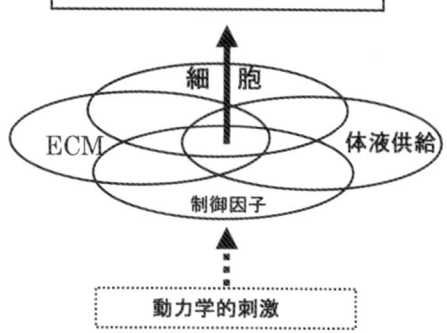

図5 5大要素説
　組織の形成は①細胞，②細胞外マトリックス(ECM)，③制御因子，④体液供給，そして⑤メカニカル・ストレスの5要素が，適正に組み合わさって初めて可能である。これらの5大要素は，硬組織の形成過程を理解する上で役立つのみならず，硬組織を創ろうとする場合にも，場所と時期に応じてバランスよく供給する必要がある。しかし，どの一つの要素も忘れてはならない。

詳しく分析した上で，要素間の相互関係を解き，最後に総合するのが得策である。その要素は，目的，その時代の研究の進行状況によるが，現時点では，①細胞と遺伝子，②細胞外マトリックス，③血管による栄養供給，④制御因子，そして⑤動力学要素の5大要素に分けてみる（図5「組織形成の5大要素」を参照）。以下，5項目のうち細胞とマトリックスついて概観しておく。

### 1．細胞

主要な硬組織形成を列挙すると，骨においては骨芽細胞，その成熟型として骨細胞，骨の入れ替わり（改造）に必要な破骨細胞が挙げられる。軟骨細胞は，骨の形成段階に必要なものと，独自の軟骨組織のものがある。象牙質では象牙芽細胞，エナメル質ではエナメル芽細胞である。骨芽細胞，象牙芽細胞，軟骨細胞，エナメル芽細胞の4種に共通する主な機能はECMを分泌して蓄積することにある。

最近の進歩の一つは，骨芽細胞と破骨細胞間の情報伝達機構の一部が明らかになり，昔から言われていた骨芽細胞と破骨細胞のカップリング機構が説明しやすくなったことであろう。骨芽細胞は，ODF（osteoclast differentiation factor）という細胞膜結合型のサイトカインを必要に応じて発現し，それが破骨細胞の前駆細

胞（マクロファージ系の細胞）の表面にある特異レセプター（RANK, receptor activator of Nuclear Factor kB）に働きかけることがわかった。同時に，骨と軟骨に関しては，共通の前駆細胞（一般に未分化間葉細胞と呼ばれてきた細胞群），さらに上位にある組織（生体）幹細胞（骨髄，脂肪細胞などにも含まれている）からの分化機構が解明されつつある。たとえば，各細胞への分化の鍵となる転写因子が明らかにされ，骨芽細胞は Cbfa-1 が，軟骨細胞では Sox9 が，筋細胞では MyoD ファミリーが，脂肪細胞では PPARγ が，分化の主役をなしている。これらの点について第 2 章各論，細胞の節でさらに検討する。

## 2. 細胞外マトリックス

細胞外マトリックスの定義は細胞外に分泌され，細胞の接着，伸展，移動，物質の貯蔵，情報伝達など細胞間を調整するあらゆる機能を営む有機成分といえる。但し骨の場合は，最終生成物であるヒドロキシアパタイトも無機質ではあるが，他の ECM と一体となって細胞支持体となる故，一種の ECM（無機の ECM あるいは名誉マトリックス？）と見なされる。骨における有機性の ECM は，第一にコラーゲン（骨の湿重量の約 20％，ECM の 90％ を占める）が挙げられ，次に非コラーゲン・タンパク質（noncollagenous protein, NCP と略される），第三にはプロテオグリカンである。本書ではコラーゲンと，NCP として，オステオネクチン，骨シアロタンパク質，そして象牙質のホスホホリン，エナメルタンパク質について述べる。

細胞外マトリックスへのミネラル・イオンの沈着・結晶化こそが硬組織を特徴づけるものである。分泌され，ある変化を受けた ECM に，体液のカルシウム・イオン（その実効濃度，すなわち活動度は $0.48×10^{-3}$）と，リン酸イオン（大部分は $HPO_4^{-2}$ の形であり，その活動度は $1.9〜3.7×10^{-4}$）などが析出し最終的にヒドロキシアパタイトとして沈着して硬組織が出来上がる[11,12]。ただし，カルシウム・イオンとリン酸イオンの溶解度積が $0.91〜1.8×10^7$ であるのに対し，ヒドロキシアパタイトの溶解度は，それより低く $0.4×10^7$ である。すなわち体液（血清）はヒドロキシアパタイトに対して過飽和で，連続的に析出してよいことになる。硬組織ミネラルの溶解・析出の詳細は，未解決の問題が多い（次節，細胞と細胞外マトリックスの相互作用参照）。

## 3. 血管と栄養供給系

あらゆる組織形成には，栄養の供給は不可欠であり，とく骨は血管の無いところに形成されない。軟骨には一般に血管が無く，栄養要求度が低いかにみえるが，関節軟骨のように負荷が加わること，さらに軟骨基質の特性から，滑液や周囲組織からの栄養の浸透・拡散が大きい（鈴木不二男：骨はどのようにして出来るか 大阪大学出版会，2000，大阪，p.4）。血管形成と骨形成の，相互関係の背後にある「カップリング機構」はまだ明らかになっていないが，骨の再建を目指すには血管の誘導を忘れてはならない。この点で，人工細胞外マトリックスの幾何学による血管誘導幾何構造（vasculature-inducing geometry）は重要になってくる。この問題については，第 3 章で考察する。

## 4. 制御因子

硬組織の形成と改造にかかわる制御因子については，石灰化現象に直接作用する「石灰化制御因子」と細胞に作用する「細胞性制御因子」に分かれる。石灰化制御因子は，骨と象牙質の非コラーゲンタンパク質の大部分，ならびに，プロテオグリカンも石灰化の調節機能をもつと考えられている（骨と象牙質のタンパク質の項参照）。共通性質として，カルシウム結合能性，貯蔵能を持ち，このためアパタイトの結晶成長に促進，阻害，調節作用を持つと信じられている。低分子物質では，ピロリン酸，マグネシウム・イオンが挙げられる。「細胞性制御因子」は無数にあるが，本書では，そのうち，主としてサイトカインと呼ばれるものを，取り上げる。サイトカインの定義は，「特定の細胞から分泌され，ECM を経て自己または近傍の細胞の特異受容体に結合することによって，信号を DNA に送る機能をもつ蛋白質」である。NGF と EGF の発見（1950 年初頭）に端を発するサイトカインの知識は，全体把握が困難なほど，膨大なものになった。しかし，これによって硬組織を含めて，生体の仕組み

が今や理解しやすくなっている。第2章IVでその概観を試みる。

### 5. 動力学要素

　動力学要素が細胞に与える効果の研究は、ウォルフの法則に始まる。ドイツの医学者 Julius Wolff は、115年前（1892年）に、骨の外形と内部の骨稜線が、その骨の力学的機能・支持力（圧縮、伸展、ズレなど）の方向に一致している現象に気づき、経験的法則「ウォルフの法則」を打ち立てた。しかし、現在では、その分子レベルでの経路が一つ一つ追究されている。とくに圧力負荷の大きい軟骨組織を培養で形成させようという試みが、臨床的に要請されており、さまざまな動力学刺激負荷装置が工夫されている。その際に、人工細胞外マトリックスの構造も、ひとしく最適の素材が要求される。これについても、第3章の人工細胞外マトリックスの項で詳述する。

## IV. 細胞とマトリックスの相互作用

### 1. マトリックスの機能

　細胞外マトリックス（ECM）は前述のように生物が30億年近い模索の結果作り出した細胞間の調整機構であり、細胞のためあらゆる機能を果たしていることが分かってきた。成分としてはコラーゲンなどの線維タンパク質、各種糖タンパク質、プロテオグリカンからなり、その機能も以前は物質の貯蔵、輸送、細胞環境の恒常性維持など強調されたが、最近はより積極的に細胞分化と増殖を導くものとして理解されつつある。現在、最も注目される機能は発生分化と組織形成に関しての細胞支持体としての機能であろう。生物が単細胞から多細胞にいたる30億年の模索の跡を今人類がたどり始めたわけである。

　硬組織にとくに関連の深いECM機能として、次の4項目を挙げておきたい。すなわち、①機械的支持能、②成長分化因子などを含めて他分子との結合③細胞接着と細胞支持体形成、そして最後に④石灰化の基質の役割である。本書ではとくに、③細胞支持体形成と④石灰化の基質の役割に注目する。

### 2. 細胞支持体論

　現在は細胞支持体としての細胞外マトリックスの機能が常識となっているが、そのきっかけは、1960年代のコラーゲン・ゲル培養の発明であり、細胞へのECM効果研究の発端といえよう。その後コラーゲン・ゲルは軟骨細胞、乳腺などの組織形成培養で有効性が確認されてきたが、意外に進歩は遅かった。成長分化因子をコラーゲン・ゲルに複合して細胞に投与する試みが始まったのはごく最近である。BMPにしても、コラーゲンとの複合投与は、従来の培地中への添加とは、非常に異なった効果が観察される。硬組織のようなECMが量的に多い組織形成の研究には、ECMとサイトカインの組み合わせが重要と考えられる。事実、骨のECMには、サイトカインの宝庫と言われる程、大量のサイトカインが貯蔵されている。その理由は利用し終った残りとも、改造や再生の準備とも言われているが、ECM複合体が最良の細胞支持体を提供するという事実に漸く関心が高まってきた[1,17]。硬組織特有のECMの機能として④石灰化の基質の役割は、石灰化し得るECM（Calcifiable ECM）と言う概念を生み出す。アキレス腱や皮膚などのECMは、正常では石灰化しない。

### 3. 生体石灰化機構の謎：溶解度積の矛盾

　骨形成の核心である石灰化のメカニズムは、まだ完全には解明されていないが、次の点にある。骨ミネラルの主成分であるヒドロキシアパタイトの溶解度（$0.4 \times 10^{-7}$）に対し、体液のリン酸とカルシウムの活動度積 $0.91 \sim 1.8 \times 10^{-7}$ は高いのですぐ析出してよいはずであるが、そうならない理由は生体内ではヒドロキシアパタイトが直接生成するのではなく、一旦溶解度の高いリン酸カルシウム化合物が析出し、その後でヒドロキシアパタイトに相変換するからであると説明されている。それならば、次の問題は、溶解度の高いリン酸カルシウム化合物がなぜ骨マトリックスにだけ体液のミネラル・イオンから析出し得るのであろうか？この疑問点に対して現在までに数多くの説明が試みられてきた。それらの説明を分類すると次の3つにまとめられる。すなわち、①ブースター（濃度上昇）説、②核形成説、および③阻害説の3つである。

ブースター説は，何らかのメカニズムで局所のミネラル・イオンの濃度が高められるとする考え方で，古くから提唱されているアルカリホスファターゼ説があり，新しいかたちでは「基質小胞説」も，小胞内のミネラル・イオン濃度の上昇を考慮している。これに対し核形成説では，特別な局所濃度の上昇がなくても骨マトリックスという環境がリン酸とカルシウム・イオンの析出を促し，結晶形成の駆動力を与えるものであればよいとする説である。最後の阻害説の基本的考え方は，生体内の細胞間質においては，本来はリン酸カルシウム化合物が自然に析出する条件にあるが，硬組織以外の組織では何らかの阻害物質，または阻害機構があまねく存在しているので，ミネラル沈着が起こらない。硬組織ではこの様な阻害が解除あるいは制御される機構があるためにミネラル沈着が進行するというものである。

　現在これらのどの説明についても完全に否定できるだけの証拠はない。いずれも部分的には真実を伝えていると云うのが妥当な結論であろう。たとえば最近，桂らはナノ・スペース説を唱えている。彼らによれば硬組織で作られるナノメーターのオーダーの空隙を備えた固体のECMには，各種の高分子性の結晶化阻害物質が進入し得ないのでミネラル・イオンが析出し結晶成長するという。阻害説と核形成説とが融合されている興味深い考え方である。いずれの説をとるにしてもマトリックスがミネラル沈着の場であることには間違いはない。現在，ミネラルの濃縮分泌に細胞が関与するという確証が得られていない故，血清由来の$Ca^{2+}$と$HPO_4^{2-}$を含む組織液（骨液）が，受動的に基質（修飾されたオステオイド）中に浸入すると推定される。初期の石灰化部位においては，体液は高分子に対しては閉鎖系でありミネラルに対しては解放系であるような環境（石灰化コンパートメント）に置かれ，浸入したミネラルは石灰化ECM（Calcifiable ECM）の上に，物理化学の法則にしたがって析出するというのも一つの説明であろう。

　そうであれば，石灰化し得るECMと，石灰化し得ないECMの差は何か，が正に問題の焦点である。この観点から以下硬組織のECMの特性に立ち入る。

## 4. 石灰化し得るマトリックス(Ca-ECM)の要件

　石灰化しうるマトリックスとは何か？これに対する現在までの知見に基づいた結論を先に要約すれば，骨と象牙質においては，特有の架橋を持つコラーゲンとNCPから成る不溶性物質であるといえる。この問題へのアプローチには，コラーゲンの架橋の面からと，NCPの構造と機能の両面から進められてきた。硬組織コラーゲンの架橋結合の分析（後述）が展開されると同時に，各種の非コラーゲンタンパク質（NCP）の，I型コラーゲンとの間の結合能，カルシウムとヒドロキシアパタイトに対する結合能が藤沢らによって詳しく調べられた。一方，NCPと，そのコラーゲンの複合体（典型的には象牙質コラーゲン）を用いたインビトロ石灰化実験が行われた。また，インビトロ石灰化系も数種の新しい実験系を案出した。例えば平らは，アクリルアミドゲルと血清そのものを用いた系では，血清のミネラル・イオンそのものがナノ・スペース内で析出する事を証明した。「Cal-ECMの仮説」を支持する次のような事実もある。①I型コラーゲンと親和性の高いのはBSP（骨シアロタンパク質）とホスホホリンであること，②強いカルシウム結合能をもつBSPやホスホホリンは遊離型では石灰化を阻害するが，③アクリルアミドゲルのなかで不動化された場合は石灰化を促進すること，④最も強力な石灰化誘導能は象牙質コラーゲン（リンタンパク質と高度架橋結合コラーゲンの共有結合複合体）であること，などである。一方，先に記したような硬組織コラーゲンの構造的特徴については次章で概説する。

### 参考文献

1) 宮本 裕史：有機マトリックス分子による炭酸カルシウム結晶の構築制御, 海洋, 28：669-674, 1996.
2) 後藤 仁敏：サメ類の皮歯および歯の発生と脊椎動物における硬組織の系統発生．"海洋生物の石灰化と系統進化"（大森昌衛ら編），東海大学出版会, 東京, 219-246, 1988.
3) 荒谷 真平：口腔生物学序説, 医歯薬出版, 東京, 1980.
4) 久保木 芳徳：歯, 器官形成研究会編, 器官形成, 培風館, 東京, 144-156, 1987.

5) 久保木 芳徳, 藤沢 隆一, 水野 守道："硬組織再建の原理", 文部省大学教育改善経費による出版物（北海道大学）, 札幌, 1-318, 1989.
6) 久保木 芳徳：骨形成と細胞外マトリックス, 蛋白質核酸酵素, 40：475-491, 1995.
7) Mann. S. : Molecular recognition in biominralization, Nature 332：119-124, 1988.
8) Lazzari, E. P. : Chemical composition of teeth, In Dental Biochemistry, 2nd. ed. (ed. Lazzari, E. P.) Lea & Febiger, Philadelphia, 1-23, 1976.
9) Sharany M and Yaeger JA : Enamel. In Orban's Oral histology and embryology (ed. Bhaskar SN), Mosby, St. Louis, 445-100, 1986.
10) Ogden J A : Chondro-osseous development and growth. In Fundamental and clinicalbone physiology, (ed. Urist MR) Lippincott, Philadelphia, 108-171, 1980.
11) Caplan AI and Pechak DG : The cellular and molecular embryology of bone formation, In boneand mineral research, Vol. 5, Elsevier, Amsterdam, 117-183, 1980.
12) Ruch J : Epithial-mesenchymal interractions in formation of mineralized tissues. In The chemistry and biology of mineralized tissues. (ed. Butler WT), Edsco Media, Bermingham, 54-61, 1985.

# 第2章　硬組織形成に必要な5大要素とその統合

## I．硬組織を造る細胞

### 1．間葉系幹細胞

　骨や軟骨の細胞は，中胚葉起源であり，間葉系の細胞に由来する．骨髄中には，赤血球や白血球の起源となる造血幹細胞が存在するが，同時に，間葉系の細胞の起源となる間葉系幹細胞も存在する．間葉系幹細胞は，自分自身を複製するとともに，多種の間葉系組織に分化する細胞を供給する．新生児では，骨髄中の細胞の10000個に1個の割り合いで存在すると言われる．この幹細胞は，形態学的には，線維芽細胞と区別できない．

　間葉系幹細胞は，線維芽細胞，骨芽細胞，軟骨細胞，脂肪細胞，筋細胞に分化することができる．さらに，神経細胞や血管細胞に分化させたという報告もある．たとえば，BMP存在下では，この幹細胞は，骨芽細胞に分化しやすくなる．細胞密度を高くして，酸素不足にして，TGF-βなどが存在すると，軟骨細胞に分化しやすくなる．インスリンの存在下では，脂肪細胞に分化しやすくなる．このような分化の方向付けを行っているのは，各種の転写因子である．骨芽細胞分化に関与するのは，後述のRunx2であり，軟骨細胞分化に関与するのはSox9であり，脂肪細胞分化に関与するのはPPAR-γである．

　このような多分化能を持った間葉系幹細胞は，再生医療の材料として注目されている．

### 2．骨芽細胞

　骨の中には，骨芽細胞，破骨細胞，骨細胞など，多くの種類の細胞が存在する．その中で，骨形成の主体となるのが，骨芽細胞である．骨芽細胞は，骨梁の表面に単層をなして配列している多角形状の細胞である．細胞内には，粗面小胞体とゴルジ装置が発達していて，活発なタンパク合成を示している．この細胞は，骨の石灰化基質に直接接しているわけではなくて，類骨と呼ばれる非石灰化領域を介して接している．細胞表面には，多数の突起を有し，他の骨芽細胞または骨細胞との間でギャップ・ジャンクションを形成している．

　骨芽細胞は，多量のI型コラーゲンを合成している．合成分泌されたコラーゲンは，類骨に沈着する．さらに，オステオカルシンを始めとする，骨に特有の非コラーゲン性タンパク質（後述）を合成している．また，高いアルカリフォスファターゼ活性を持っている．これらのタンパク質は，この細胞を特徴付けるマーカーとなる．また，さまざまなホルモンやサイトカインの影響を受け，それらのリセプターを発現している．代表的なものとしては，ビタミンDリセプター，副甲状腺ホルモン・リセプター，RANKL，PGE2リセプターなどがある．特に，RANKLは破骨細胞分化に関連して重要である．骨芽細胞自身も，成長分化因子である，BMPやTGF-βを合成・分泌している．

　骨芽細胞は，骨基質の石灰化を行っている．石灰化の初期には，骨芽細胞の近くに，基質小胞と呼ばれる脂質二重膜でかこまれた小胞がみられる．この小胞は，高いアルカリフォスファターゼ活性を持ち，カルシウム・チャンネルであるアネキシンを持っている．この小胞は，骨芽細胞から発芽的に分泌され，組織内へ移行する．小胞内には，しだいにヒドロキシアパタイト結晶が形成されるようになる．最終的には，小胞は破裂し，アパタイト結晶は，コラーゲン線維に引き渡される．その後は，主要な石灰化の場は，コラーゲン線維となる．

　既述のように，骨芽細胞は間葉系幹細胞から分化するが，いくつかの段階を経て分化する（図1）[1,2]．分化を始めた初期の段階では，この細胞は，I型コラーゲンとアルカリフォスファターゼを発現している．さらに分化が進行すると，石灰化を開始するようになる．この段階で

---

著者　藤沢　隆一　　北海道大学大学院歯学研究科口腔健康科学講座
　　　久保木 芳徳　　北海道大学名誉教授
　　　滝田　裕子　　北海道大学大学院歯学研究科学術支援部

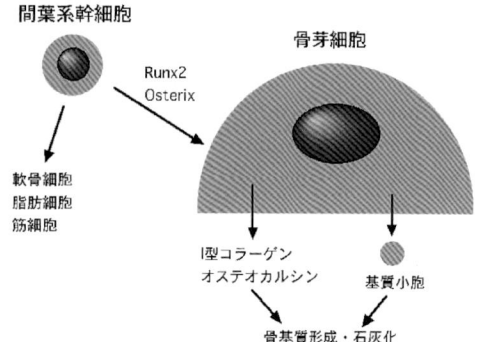

図1 骨芽細胞の分化
　骨芽細胞は，間葉系幹細胞から分化する。骨芽細胞の分化を誘導しているのが，Runx2やOsterixのような転写因子である。分化した骨芽細胞は，I型コラーゲンやオステオカルシンなどを合成して骨基質を形成し，石灰化を行う。

は，オステオカルシンを発現する。このような骨芽細胞の分化を支配しているのが，Runx2のような転写因子である。Runx2は，多くの骨特有タンパク質の遺伝子のプロモーターに結合して転写を活性化する因子であり，間葉系幹細胞から骨芽細胞への分化を方向付ける。また，Znフィンガー転写因子に属するOsterixは，骨芽細胞分化の後半に関係する。骨芽細胞分化に関与する液性因子としては，BMP-2，IGF-I，PGE2などがある。BMPの作用については，他項において詳述する。

　石灰化が進行して，骨芽細胞が自身の作った骨基質に埋もれるようになると，骨細胞と呼ばれるようになる。骨細胞は，タンパク合成は不活発となる。となりあう骨細胞は，突起をだして，ギャップ・ジャンクションによってつながっている。このネットワークによって，表面の骨芽細胞にまでつながっている。骨細胞は，DMP1を発現しており，機械的刺激に応答して，骨芽細胞による骨形成を促進する過程に関与するのではないかと考えられている。

## 3. 軟骨細胞

　軟骨細胞は，軟骨基質中に埋もれて存在している。その形態は，球状から卵型であり，小胞体やゴルジ装置が発達して，活発なタンパク合成をおこなっている。一方，酸素が不足しているので，ミトコンドリアは少ない。軟骨性骨化を行う軟骨では，細胞は増殖をくり返し，柱状に配列するようになる。続いて，細胞は肥大化し，細胞質に多数のグリコーゲン顆粒を貯えるようになり，肥大軟骨細胞となる。細胞周囲には，基質小胞が出現し，石灰化が開始される。石灰化とともに，細胞質には空胞が形成され，核が濃染されるようになり，細胞はアポトーシスを起こす。その後，血管が侵入し，骨芽細胞が分化して，骨が形成される。

　軟骨細胞は，軟骨に特有のII型コラーゲンを合成している。また，軟骨のプロテオグリカンであるアグリカンを合成している。これらの成分は，軟骨基質の主要な成分となっている。また，血管侵入阻止因子であるChM-1を合成している。肥大軟骨細胞になると，これらの成分の合成を停止し，かわりにX型コラーゲンを合成するようになる。また，アルカリフォスファターゼ活性が上昇し，MMP-13などの基質分解酵素を産生するようになる。血管誘導因子であるVEGFも合成する。その結果，軟骨基質の改造が起こり，また，血管が侵入しやすくなる。

　既述のように，軟骨細胞は，骨芽細胞と同様に間葉系幹細胞から分化する[1]。分化の第一段階は，間葉系幹細胞の凝集である。この段階で，転写因子のSox9が働く。さらに細胞が分化すると，II型コラーゲンを合成する軟骨細胞となる。この段階には，Sox5，Sox6が必要である。軟骨細胞が肥大軟骨細胞となる過程では，Runx2が機能している。これら一連の過程を促進する分泌性因子としては，BMPとTGF-βがある。ただし，肥大軟骨細胞の最終分化に対しては，抑制的に働く。一方，PTHrPは肥大軟骨細胞への分化を抑制する。

## 4. エナメル芽細胞の起源

　歯の形成は，外胚葉性の口腔上皮と，それに接する間葉系の細胞の間の上皮—間葉相互作用によって進行する。口腔上皮細胞は，内エナメル上皮となり，エナメル芽細胞へと分化する。間葉系の細胞は，歯乳頭細胞となり，象牙芽細胞へと分化する。上皮と間葉を分離してしまうと，正常な分化は起こらない。

　エナメル芽細胞への分化の第一段階は，口腔上皮の肥厚に始まる。この段階では，ホメオドメイン・タンパク質のMsx-2が働いている。

続いて,蕾状期,帽状期,鐘状期と進むにつれて,極性を持った内エナメル上皮細胞へと分化する。この過程で上皮―間葉相互作用を担うのが,BMPである。BMP-4は,鐘状期には歯乳頭細胞によって産生され,エナメル芽細胞の分化を促進する。その後,エナメル芽細胞もBMP-4を発現するので,BMP-4の作用は双方向的である。この他に,FGF-3,4やIGF-I,IIもこの細胞分化に関与する。

エナメル芽細胞は,極性を持った柱状の細胞であり,単層に配列している。細胞の象牙質側には,トームスの突起と呼ばれる円錐形の構造がある。粗面小胞体とゴルジ装置が発達していて,活発にエナメル基質タンパク質を合成・分泌している。この時期のエナメル芽細胞は形成期と呼ばれる。次の段階の吸収期に入ると,エナメル芽細胞は高さを減じて,刷子縁を持つようになる。プロテアーゼを分泌して,エナメル質基質を分解・吸収し,それとともに石灰化が始まる。この詳細については,エナメル・タンパク質の項で後述する。

## II. ECM
### (硬組織の細胞が創出する自らの環境)

#### 1. 硬組織の無機成分

哺乳類の硬組織,すなわち歯や骨は,ミネラル結晶とタンパク質よりなる複合組織である。ただし,その組成は,上皮由来のエナメル質と,間葉由来の骨・象牙質・セメント質とでは大きく異なる(図2)。エナメル質は,そのほとんどすべてがミネラル結晶から構成され,タンパク質は1%以下しか含まれない。これに対して,骨・象牙質などでは,ミネラル成分は70%程度であり,20%ほどのタンパク質が含まれている。

この両組織の組成の違いは,両者の石灰化過程の違いに対応している。エナメル質では,一旦形成されたタンパク質性の基質が,分解・除去されて,石灰化がおこる。したがって,完成したエナメル質には,タンパク質はほとんど残っていない。一方,骨・象牙質などでは,タンパク質性の基質の上に,ミネラル結晶が沈着する。完成した後にも,タンパク質は残っている。

両組織の組成の違いは,その機械的性質の違

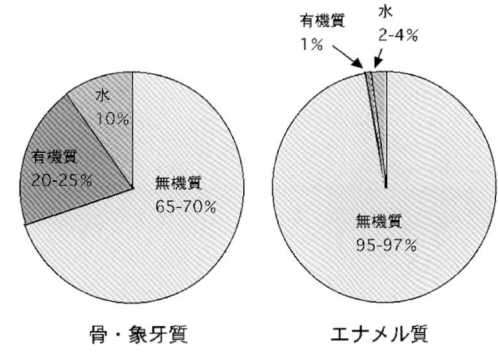

図2 硬組織の組成
上皮由来のエナメル質と,間葉由来の骨・象牙質とでは,その組成が大きく異なる。

いにも反映している。ミネラル成分は主として,組織の硬さに貢献しているのに対し,タンパク質は,粘り強さや引っ張り強さに貢献している。建築物にたとえれば,コンクリートと鉄筋の関係にたとえることができるであろう。したがって,ほとんどミネラルのみからなるエナメル質は,生体内で最も硬い組織となっている。タンパク質を含む骨は,硬さはエナメル質よりも劣るが,粘り強い組織になっている。仮に,骨がミネラル成分のみから構成されていたとしたら,簡単に骨折することになったであろう。

歯や骨のミネラル成分は,既述したとおり,リン酸カルシウムである[3]。ただし,哺乳類でも,内耳にある耳石は,例外的に炭酸カルシウムで石灰化する。また,病的石灰化物である尿石や胆石には,炭酸カルシウムやシュウ酸カルシウムも含まれる。

リン酸カルシウムには,組成や結晶型の異なるいくつかの型が存在する(表1)。カルシウム／リン比の低いものから挙げると,第二リン酸カルシウム・二水和物(ブルシャイト,DCPD),第八リン酸カルシウム(OCP),無定形リン酸カルシウム(ACP),第三リン酸カルシウム(TCP),ヒドロキシアパタイト(HAP)である。安定性もほぼこの順に高くなる。

DCPDは,Ca/Pがもっとも小さく,1.0となる。リン酸とカルシウムの溶液から,室温でpH6以下で沈澱してくる。中性pHでは安定ではなく,後に述べるように,より安定な相にいたる前駆体であると考えられている。

OCPは,リン酸とカルシウムの溶液から,pH7.0以上,または高温条件下で沈澱して

表1 種々のリン酸カルシウム

| Ca(HPO$_4$)・2H$_2$O | ジカルシウム・フォスフェート（DCPD） | Ca/P=1.0 |
| --- | --- | --- |
| Ca$_8$H$_2$(PO$_4$)$_6$・5H$_2$O | オクタカルシウム・フォスフェート（OCP） | Ca/P=1.33 |
| Ca$_9$(PO$_4$)$_6$（多様） | 無定形リン酸カルシウム（ACP） | Ca/P=1.3-1.5 |
| Ca$_3$(PO$_4$)$_2$ | トリカルシウム・フォスフェート（TCP） | Ca/p=1.50 |
| Ca$_{10}$(PO$_4$)$_6$(OH)$_2$ | ヒドロキシアパタイト（HAP） | Ca/p=1.67 |

くる。DCPDよりは，中性pHでの安定性が高い。結晶の単位である単位胞の大きさは，9.6×19.9×6.9Åで，ちょうどヒドロキシアパタイトの単位胞二つ分に相当する。OCPもDCPDと同様に，前駆体の一つであると考えられている。

ACPは，リン酸とカルシウムの溶液から，OCPとほぼ同様な条件で，特に過飽和度の高いときに沈澱してくる成分である。明瞭な結晶形は持たず，したがってその組成式も確定されない。Ca/P比は，1.3～1.5である。かつて，骨の中に相当量のACPが存在するという説があったが，現在では否定されている。ACPもまた，前駆体の中に分類されている。

TCPは，ウィットロッカイトとも呼ばれ，Ca/P比は1.5である。DCPDと炭酸カルシウムを1100℃で加熱することによって合成される。高温型であるα-TCPと，低温型であるβ-TCPが存在するが，生体に関係あるのは後者のほうである。

Ca/P比の最も高いのはヒドロキシアパタイト（HAP）である。これは中性pHでもっとも安定なリン酸カルシウムである。歯や骨のリン酸カルシウムは，このHAPであるので，以下に詳述する。

ヒドロキシアパタイトは，リン灰石と呼ばれる鉱物の一種であり，鉱石中にも見られる。結晶形は六方晶で，条件によっては，六角柱状の単結晶を形成する。組成はCa$_{10}$(PO$_4$)$_6$(OH)$_2$で表され，したがってCa/P比はモル比で1.67，重量比で2.15である。

結晶の単位胞は，ひし形を底面とする角柱で，ちょうど菱餅のような形である（図3）。単位胞を特徴づける3軸のうち，a軸とb軸は長さが等しく（0.94nm），60°の角度をなす。C軸は，a，b軸より少し短く（0.69nm），a，b軸のつくる平面に垂直である。この単位胞の中に，10個のカルシウム・イオンと6個のリン酸イオンと2個の水酸イオンが分布している。

カルシウム・イオンは，単位胞の中の位置によって，二つのグループに分類される。柱状カルシウム（columnar Ca）と呼ばれるCaは，ひし形の対角線上に位置し，c軸に平行に柱状に並んでいる。らせん軸カルシウム（screw axis Ca）と呼ばれるCaは，ひし形の各頂点のまわりに，正三角形をなして並んでいる。Caの作る正三角形の中心を，c軸が貫くような形になる。ただし，隣り合う正三角形の向きは，逆になっている。

らせん軸カルシウムの作る正三角形の中心に，OHイオンが位置している。しかし，このOHイオンは欠損を起こしやすく，したがってらせん軸カルシウムの正三角形の作るトンネルが，結晶中の弱点となっている。結晶の溶解が

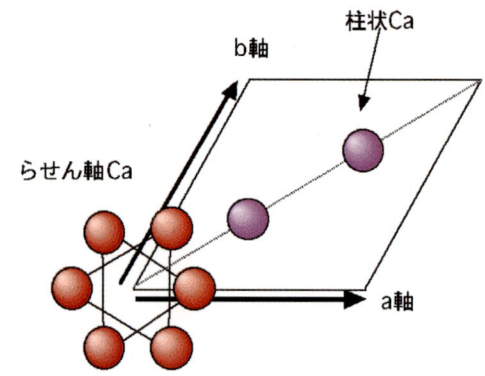

図3 ヒドロキシアパタイトの単位胞

　ヒドロキシアパタイト結晶の単位胞をc軸方向からみたところ。a軸とb軸は長さが等しく，60°で交わる。カルシウム・イオンは，c軸のまわりに三角形に配置する"らせん軸カルシウム"と，対角線上に配置する"柱状カルシウム"に分類される。

起こるとき，このトンネルを通ってイオンが溶出する。フッ素イオンは，OHイオンに置き換わって，正三角形の中心にすっぽりとおさまり，このトンネルをふさいでしまう。このようにして，結晶の安定性が増加することが，フッ素による蝕抵抗性の獲得の理由の一つである。

上に述べたのは，"理想的な"ヒドロキシアパタイトであるが，歯や骨に存在する生体アパタイトは，これとは少し異なる。たとえば，Ca/P比は，理想的な値より若干低くなっている。これは，生体アパタイトでは，イオンの欠損や交換が起こっているためである。アパタイト結晶の周囲には，水和層が存在し，結晶との間で活発なイオン交換をおこなっている。

イオンの交換は，同種のイオンの間でも起こりうるが，問題になるのは異種のイオンの間の交換である。カルシウム・イオンは，ナトリウム・イオン，マグネシウム・イオン，ストロンチウム・イオンと交換する。リン酸イオンは，炭酸イオンと交換する。OHイオンは，塩素イオン，フッ素イオンなどと交換する。カルシウム・イオンの交換または欠損が起これば，Ca/P比は低下する。また，骨や象牙質では，炭酸イオンによる交換が有意に起こっているので，これらの組織のアパタイトは，炭酸アパタイトと呼ばれることもある。

生体アパタイト結晶の大きさは，組織によって異なる。骨や象牙質では，幅25〜75Å，長さ100〜300Å程度の微細な板状結晶である。これに対して，エナメル質では，幅300〜1200Å，長さ300〜10000Åあるいはそれ以上という大きな柱状結晶である。エナメル質では，c軸が結晶の長軸に一致している。骨のアパタイト結晶が微細であることは，結晶の表面積を増大させ，外界とのイオン交換を容易にしている。これは，骨のカルシウム，リン酸のプールとしての機能に叶っている。

## 2. 硬組織のタンパク質
### 1) コラーゲン

骨や象牙質などの間葉由来の硬組織では，基質の約20%をタンパク質が占めている。したがって，骨を酸などで完全に脱灰しても，その外形はタンパク質によって保たれて残っている。骨のタンパク質には，さまざまの分子が含まれている（表2）。その中で最大量を占めるのがコラーゲンであり，全タンパク質の9割に達する[4]。残りの1割は，非コラーゲン・タンパク質と相称される成分で，その多くは酸性糖タンパク質である。

骨のコラーゲンは，コラーゲンの中でもI型コラーゲンと呼ばれるもので，これは人体の中で最大量を占めるタンパク質でもある。この分子が多数集まって，結合組織の成分であるコラーゲン線維を構成している。コラーゲン1分子は，分子量30万で，長さ300nm，直径1.5nmの細長い棒状の分子である。1分子は，α鎖と呼ばれるポリペプチド鎖3本から構成される。I型コラーゲンの場合は，α1鎖が2本にα2鎖が1本である（[α1(I)]₂α2(I)）。各α鎖は，アミノ酸約1000残基よりなり，分子量は10万である。

コラーゲンの特徴の一つは，その非常に偏ったアミノ酸組成にある。全アミノ酸の約1/3はグリシンである。このように一つのアミノ酸に偏った組成を持つタンパク質は珍しい。多量のグリシンの存在は，後に述べるように，コラーゲンの構造上の要請に基づいている。次に多いアミノ酸は，プロリンであり，その修飾物であるヒドロキシプロリンとあわせると，全アミノ酸の約20%に達する。プロリンも，一般のタンパク質にはあまり多く含まれないアミノ酸であり，ヒドロキシプロリンはコラーゲンに特有のアミノ酸である。

コラーゲンに特有のアミノ酸には，ヒドロキシプロリンとヒドロキシリジンがある。ヒドロキシプロリンは，プロリンの4位（4-ヒドロキシプロリン）または3位（3-ヒドロキシプロリン）が水酸化されてできたアミノ酸である。後者の3-ヒドロキシプロリンは少量存在する。このアミノ酸は，一般のタンパク質を構成するアミノ酸20種類には含まれない特種アミノ酸であり，翻訳後修飾によって合成される。ヒドロキシリジンは，リジンの5位が水酸化されてできたアミノ酸で，やはり翻訳後修飾によって合成される。

コラーゲンのアミノ酸配列も特徴的であり，3残基ごとにグリシンが来る規則的配列になっている。これを，(Gly-X-Y)nと書くことができる。X，Yはその他のアミノ酸である。Xの

表2 骨の基質タンパク質

**コラーゲン**

| | |
|---|---|
| I 型コラーゲン | 骨の主要なコラーゲン |
| V 型コラーゲン | 微量のコラーゲン |
| XI 型コラーゲン | 微量のコラーゲン |

**Gla タンパク質**

| | |
|---|---|
| 骨 Gla タンパク質（オステオカルシン） | γ-カルボキシグルタミン酸を含む。骨芽細胞に特有。過剰な石灰化を抑制。 |
| マトリックス Gla タンパク質 | γ-カルボキシグルタミン酸を含む。非石灰化組織にも存在し、石灰化を抑制。 |

**SIBLING ファミリー・タンパク質（酸性糖タンパク質）**

| | |
|---|---|
| 骨シアロ・タンパク質 (BSP) | RGD 配列を含む。ミネラル結晶形成を促進。コラーゲンに親和性。 |
| オステオポンチン | RGD 配列を含む。破骨細胞の接着に関与する。 |
| DMP-1 (Dentin matrix protein-1) | 象牙質にも存在するリン・タンパク質。骨の機械的刺激に応答する。 |
| MEPE (Matrix extracellular phosphoglycoprotein) | 骨形成の抑制。 |

**SLRP ファミリー・タンパク質（プロテオグリカン）**

| | |
|---|---|
| デコリン | GAG 鎖を 1 本含む。コラーゲンに親和性。 |
| ビグリカン | GAG 鎖を 2 本含む。TGF-β を結合。 |
| コンドロアドヘリン | 細胞接着タンパク質 |
| オステオアドヘリン | 細胞接着タンパク質 |

**その他のタンパク質**

| | |
|---|---|
| オステオネクチン | Ca 結合タンパク質 |
| トロンボスポンジン | Ca 結合タンパク質 |

**血清タンパク質**

α 2HS グリコプロテイン

アルブミン

IgG

位置にはプロリンが，Y の位置にはヒドロキシプロリンが来る確率が高い。α 鎖の大部分は，この規則的配列からなっているが，分子の両端の一部はこの規則からはずれており，テロペプチドと呼ばれている。この部分は，後に述べる架橋形成に関連して重要な意味を持つ。

コラーゲンには，プロリンのような α-ヘリックスや β-シート構造を破壊するアミノ酸が大量に存在するので，これらの構造をとることができない。そこで，コラーゲンは，特有のトリプル・ヘリックスまたはコラーゲン・ヘリックスという構造をとっている。3 本の α 鎖が，この構造をとりながら，巻きあって 1 本のコラーゲン分子を作っている。

トリプル・ヘリックス構造は，その名前のとおりらせん構造であるが，α-ヘリックスに比

べるとゆるいらせんである。α-ヘリックスのピッチが5.4Åであるのに対して、トリプル・ヘリックスは8.7Åである。アミノ酸1残基あたりの進みは、α-ヘリックスが1.5Åであるのに対して、トリプル・ヘリックスでは2.9Åである。約3.3残基で1回転になる。また、らせんの巻き方は、α-ヘリックスとは反対で左巻きである。

このトリプル・ヘリックス構造をとる3本のα鎖が、3本の中心軸のまわりにさらにゆるいヘリックスを巻いている。このスーパー・ヘリックスと呼ばれるらせんは、ピッチが104Åで、個々のα鎖のらせんのピッチの約10倍である。また、スーパー・ヘリックスの巻き方は右巻きで、個々のらせんの逆である。これは、ちょうど、縄をなうときに、個々のひもによりをかけておいて、よりと逆向きのらせんになるように編んでいくのと似ている。

3本巻いたトリプル・ヘリックスの断面を軸方向から見ると、3本の鎖の向き合う部分が混み合った状態になる（図4）。アミノ酸3残基で1巻きするので、3残基ごとに、混み合ったせまい空間に位置するアミノ酸ができる。ここにおさまるのは、側鎖を持たない、最も小さなアミノ酸であるグリシン以外にはない。そこで、(Gly-X-Y)n という配列をもつことが、必要条件となる。突然変異によって、グリシンが他のかさばるアミノ酸に変わってしまうと、トリプル・ヘリックス構造をとることができなくなり、骨形成不全症という遺伝病を発症する。(Gly-X-Y)n 配列を持たないテロペプチド部分は、トリプル・ヘリックス構造をとっていない。

トリプル・ヘリックス構造は、水素結合によって安定化されている。隣り合うα鎖のペプチド主鎖のアミノ基とカルボニル基の間で、水素結合が形成される。これは、α-ヘリックスの場合は、同じポリペプチド鎖の中で水素結合が形成されるのとは、対照的である。したがって、コラーゲンの場合は、α鎖1本だけでは、構造の安定性が著しく低下する。ヒドロキシプロリンの水酸基も水素結合に参加して、構造の安定化を行っているようであるが、これに反するデータもある。プロリンはペプチド結合の自由な回転を制限するので、構造の安定化に寄与している。

コラーゲン分子を加熱すると、トリプル・ヘリックス構造がこわれて変性する。この変性したコラーゲンがゼラチンである。この変性温度Tmは、哺乳類では40℃前後である。これは、体温とたいして変わらない温度であるが、コラーゲン分子が集合してコラーゲン線維になると、変性温度が上昇するので、問題ない。

以上は主として、I型コラーゲンについて述べてきたが、コラーゲンにはこの他に約20種の型が存在する。I型と同じように線維を形成するII型、III型、基底膜を形成するIV型、線維に附随するIX型など、いろいろな型がある。これらの型は、その構造も多様であり、組織分布も多様である。既述のように、骨に存在するのはI型である。石灰化のためには、I型コラーゲンによるよく組織化された線維が必要なようである。微量成分としてV型、XI型も存在する。軟骨には特有のII型が存在する。石灰化軟骨には、X型が存在する。

### 2) コラーゲンの生合成と架橋

コラーゲンは、骨では骨芽細胞によって合成される。その合成過程の特徴は、多様な翻訳後修飾を受けることにある[5]。修飾は、細胞内から細胞外まで及び、長期間にわたって起こっている。α鎖は、まず約1.5倍長いプロα鎖として合成される。この合成過程を、順を追ってみていこう（図5）。

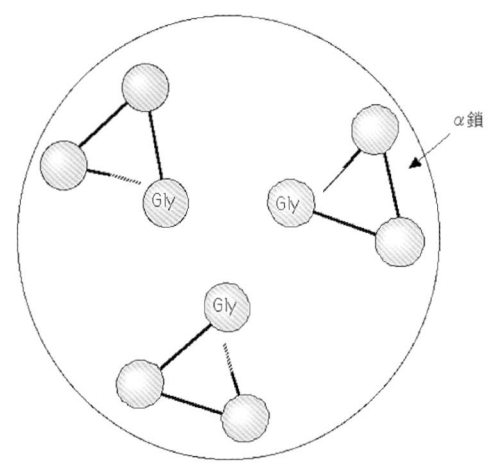

図4　コラーゲン分子の断面
　3本のα鎖は、約3残基で1回転するらせんを巻いている。3本のらせんが向かいあう中心部はスペースがなく、ここに納まるのは最小のアミノ酸であるグリシンだけである。したがって、3残基ごとにグリシンが存在することになる。

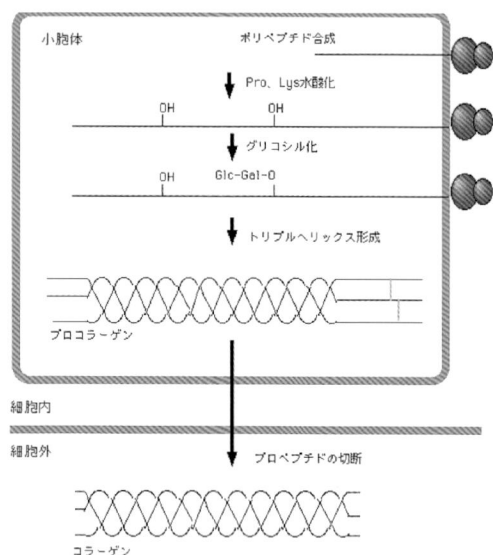

図5　コラーゲンの合成過程

　コラーゲンは，その合成過程において多くの翻訳後修飾を受ける。リボゾームで合成された後，プロリン，リジンが水酸化されて，ヒドロキシプロリン，ヒドロキシリジンとなる。次に，ヒドロキシリジンの一部がグリコシル化される。続いて，3本のプロα鎖がらせんを巻いて，プロコラーゲンとなる。細胞外に分泌された後，分子の両端が切れてコラーゲンとなる。

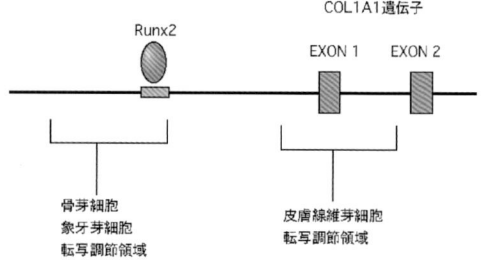

図6　コラーゲン遺伝子の転写調節領域

　I型コラーゲン遺伝子は，二つの転写調節領域を持っている。転写開始点近くの転写調節領域は，線維芽細胞によって利用される。一方，骨芽細胞は，転写開始点のはるかに上流の転写調節領域を利用している。この付近には，骨芽細胞分化に関与する転写因子であるRunx2の結合部位も存在し，骨芽細胞特有の転写調節を可能にしている。

　I型コラーゲンの遺伝子は，α1鎖が第17染色体に，α2鎖が第7染色体に存在する。コラーゲン遺伝子の特徴は，多数のエクソンから構成されることにある。α1遺伝子の場合は51のエクソンよりなる。興味深いことに，エクソンの多くは54bpまたはその倍数の大きさである。これは，(Gly-X-Y)の6個分またはその倍数に相当する。コラーゲン遺伝子が，この54bpの単位の重複によって進化したのではないかと想像される。

　コラーゲン遺伝子から，mRNAが転写されるのであるが，その転写調節領域は二つある（図6）。転写開始点近くの転写調節領域は，線維芽細胞によって利用される。一方，骨芽細胞は，転写開始点のはるかに上流の（-1600bp付近）転写調節領域を利用している[6]。この付近には，骨芽細胞分化に関与する転写因子であるRunx2の結合部位も存在し，骨芽細胞特有の転写調節を可能にしている[7]。

　転写されスプライシングを受けたmRNAは，核から出て，小胞体のリボゾームにやって来て，翻訳される。ここで合成されるのが，プレプロα鎖である。プレプロα鎖からは，ただちにシグナル・ペプチドが切断されて，プロα鎖となる。プロα鎖は約1400残基のアミノ酸よりなり，α鎖に比べて，N-末端，C-末端にプロペプチドと呼ばれる延長部分を持っている。

　次に，プロリンとリジンの水酸化が起こり，コラーゲン特有のアミノ酸である，ヒドロキシプロリンとヒドロキシリジンが形成される。この反応をおこなうのが，プロリル4-ヒドロキシラーゼ，プロリル3-ヒドロキシラーゼ，リジル・ヒドロキシラーゼである。また，この反応のためには，アスコルビン酸（ビタミンC），$Fe^{2+}$，α-ケトグルタル酸，$O_2$が必要である。$O_2$のうち，一つの酸素は形成される水酸基にとりこまれ，もう一つの酸素はα-ケトグルタル酸にとりこまれる。この反応にビタミンCが必要なことが，ビタミンC欠乏による壊血病発症のメカニズムの一つを説明する。

　プロリル4-ヒドロキシラーゼは，Gly-X-Proの位置にあるプロリンを水酸化しやすい。したがって，前述のようにGly-X-YのYの位置にヒドロキシプロリンがくる可能性が高くなる。リジル・ヒドロキシラーゼ（LH1）は，ヘリックス部分にあるリジンの一部を水酸化するが，リジル・ヒドロキシラーゼのサブタイプの一つ（LH2b）は，テロペプチド部分のリジンを水酸化する。このテロペプチド部分のヒドロキシリジンは，架橋結合の形成に関連して重要である。

　次に，ヒドロキシリジンの一部の水酸基に糖の付加が行われる。結合する糖は，ガラクトース一つのこともあるし，グルコシル—ガラク

トースの2糖であることもある。この付加をおこなう酵素は、ヒドロキシリジン・ガラクトシルトランスフェラーゼとヒドロキシリジン・グルコシルトランスフェラーゼである。

プロα鎖の合成がC末端まで終了すると、完成したポリペプチド鎖は、小胞体膜をはなれる。この時までに、水酸化と糖付加反応は終わっている。次に、3本のプロα鎖の会合が、おこなわれる。まず、Cプロペプチドの間で、S-S結合が形成される。続いて、ヘリックス部分が、C-末端側からN-末端側に向かってトリプル・ヘリックスを巻いていく。このとき、ヘリックス形成を助けるのが、熱ショック・タンパク質のHSP47である。HSP47は、コラーゲン専門の分子シャペロンで、3本鎖のトリプル・ヘリックス構造に結合して安定化する。

このようにして、3本鎖のプロコラーゲン分子が完成する。プロコラーゲン分子は、後にコラーゲンとなる部分に加えて、N-プロペプチド部分とC-プロペプチド部分を持っている。N-プロペプチドは、その中に短いトリプル・ヘリックス・ドメインを持っている。C-プロペプチドは球状タンパク質様のドメインである。このプロコラーゲン分子は、小胞体からゴルジ体に輸送され、分泌小胞を経て、細胞外に分泌される。

細胞外に分泌されたプロコラーゲン分子は、N-、C-両プロペプチド部分が切断されて、コラーゲン分子となる。この切断を行うのが、プロコラーゲンN-プロテアーゼとプロコラーゲンC-プロテアーゼである。前者のプロテアーゼは、ADAMTS2（a disintegrin and metalloproteinase with thrombospondin motifs 2）と呼ばれる金属プロテアーゼの一種である。後者のプロテアーゼは、BMP1/Tolloid-like metalloproteinase と呼ばれる金属プロテアーゼの一種である。ちなみに、BMP1という名前は、他のBMPと一緒に精製されたことに由来する。

完成されたコラーゲンには、N末端に16残基の非ヘリックス部分、すなわちN-テロペプチドが存在する。また、C末端にも26残基の非ヘリックス部分、すなわちC-テロペプチドが存在する

コラーゲン分子は、自発的な組織化によって、コラーゲン線維を形成する。逆に言うと、プロペプチドはコラーゲンの線維形成を阻害している。プロペプチドの存在によって、細胞内でコラーゲン線維が形成されて、細胞機能に障害をおこすことを防いでいる。これは、トリプシンが不活性なトリプシノゲンの形で合成されるのに似ている。

コラーゲン線維は、電子顕微鏡でみると、特徴的な67nm周期の縞模様を持っている。この周期をD周期と呼ぶ。コラーゲン1分子の全長は、Dで表すと4.4Dに相当する。D周期の縞模様は、コラーゲン分子がDずつずれて集合することによって形成される。この配列モデルは、1/4ずれモデルと呼ばれる（図7）。

コラーゲン分子は4.4Dの長さなので、Dずつずれて並んでいこと、0.4Dの余りが出てくる。その結果、各D周期について、0.4Dの部分にはコラーゲン分子のいずれかの部分が存在するが、0.6Dの部分にはところどころに空隙が表れる。この0.4Dの部分をオーバーラップ・ゾーンと言い、0.6Dの部分をギャップ・ゾーンまたはホール・ゾーンと言う。このホール・ゾーンの部分は、コラーゲン線維の石灰化が始まる部分として重要である。

1/4ずれモデルは、縞模様の形成をうまく説明しているが、これはあくまでも2次元のモ

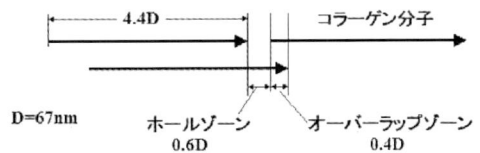

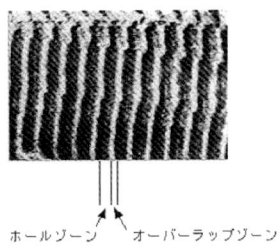

図7　コラーゲンの線維形成とホールゾーン

　コラーゲン分子は、分子の全長の約1/4Dずつずれて集合することによって線維を形成する。コラーゲン分子は4.4Dの長さなので、Dずつずれて並んでいこと、0.4Dの余りが出てくる。その結果、各D周期について、0.4Dの部分にはコラーゲン分子のいずれかの部分が存在するが、0.6Dの部分にはところどころに空隙が表れる。この0.4Dの部分をオーバーラップ・ゾーンといい、0.6Dの部分をホール・ゾーンと言う。

デルである。コラーゲン分子の3次元の配列については，さらなる考察が必要である。一つのモデルはミクロフィブリル・モデルである。このモデルでは，1Dずつずれたコラーゲン分子が6分子で1回転するような単位を考える。もう一つのモデルは，擬六方晶モデルで，分子の結晶状の配列を考える。このモデルでは，複数のホール・ゾーンが集合して大きな空間を作るので，アパタイト結晶を収容することを可能にする。

次に，コラーゲン線維は，コラーゲン分子間・分子内に共有結合性の架橋が形成されることによって安定化される（図8）[5]。架橋形成の第一段階は，リジンまたはヒドロキシリジンの$\varepsilon$-アミノ基の酸化的脱アミノである。この反応によってアルデヒドが形成される。この反応産物をそれぞれ，アリジン，ヒドロキシアリジンと呼ぶ。この反応をおこなう酵素は，リジル・オキシダーゼと呼ばれ，銅イオンと分子状酸素を必要とする。この酵素が働くのは，テロペプチド領域のリジンまたはヒドロキシリジンである。

次に，アリジン，ヒドロキシアリジンが，他のポリペプチド鎖のリジン，ヒドロキシリジンまたはその誘導体を攻撃して，2本鎖架橋を形成する。たとえば，アリジン2個が，アルドール縮合という反応によって結合すると，アルドール縮合産物ができる。これは同一分子内の$\alpha$1鎖の間の架橋，すなわち分子内架橋である。

2本鎖架橋のうちのもう一つのグループは，コラーゲン2分子を結びつける分子間架橋である。これは，アリジン，ヒドロキシアリジンのアルデヒド基が，リジン，ヒドロキシリジンのアミノ基を攻撃して，シッフ塩基を生ずることによって形成される。アリジンとヒドロキシリジンが結合すると，ヒドロキシ・リジノノルロイシン（HLNL）ができる。なお，実際に生体内に存在するのは，HLNLのデヒドロ型であるが，便宜上，HLNLと呼んでおく。ヒドロキシアリジンとヒドロキシリジンが結合すると，ジヒドロキシ・リジノノルロイシン（DHLNL）ができる。

これらの2本鎖架橋は，幼若な時期に多く，成熟とともに減少する。したがって，これらは幼若架橋とも言うべきものである。

次に，2本鎖架橋がさらに反応を起こして，3本鎖，4本鎖をつなぐ架橋ができる。たとえば，アルドール縮合産物からは，3本鎖架橋のアルドール・ヒスチジンや，4本鎖架橋のヒシチジノヒドロキシメロデスモシン（HHMD）ができる。これらの架橋は，皮膚，腱には多いが，骨，象牙質には少ない。

DHLNLからは，3本鎖架橋であるピリジノリンが形成される。ピリジノリンは蛍光を持つ架橋であり，分子内にピリジニウム環を持っている。ピリジノリンは，ちょうど3分子のヒドロキシリジンが合わさったような構造になっている。水酸基が一つ取れたデオキシ・ピリジノリンも少数存在する。ピリジノリンは，コラーゲン分子のC-テロペプチドと，別のコラーゲン分子のそれと4Dずれたヘリックス領域のN端近くを繋いでいる。または，N-テロペプチドと，それと4Dずれたヘリックス領域のC端近くを繋いでいる[8,9]。

ピリジノリンは，幼児では少ないが，成熟とともに増加して，成人になるとプラトーに達する。年齢とともに幼若架橋であるDHLNLが減少して，ピリジノリンに置き換わると解釈できる。その意味で，ピリジノリンは成熟架橋であると言うことができる。ちなみに，デオキシ・ピリジノリンは，量は少ないが，骨に特有であるので，尿中骨吸収マーカーとして利用されている。

コラーゲンは老化とともに柔軟性を失い，不溶性が増加する。したがって，老化とともに増加する"老化架橋"が存在するのではないかと想像される。このような老化架橋の候補の一つが，ピロール架橋と呼ばれる架橋である。これもDHLNLから形成される3本鎖架橋である。もう一つの候補が，ペントシジンに代表されるAGE架橋である[10]。AGE架橋は，今まで述べたアリジン，ヒドロキシアリジン由来の架橋とは，形成経路がまったく異なる。糖のアルデヒドとリジンの$\varepsilon$-アミノ基などとの反応，いわゆる糖化を出発点として形成される（図9参照）。その量は老化とともに増加する。さらに最近になって，AGE架橋量の増加が，骨質の脆弱性と相関する事が斉藤充らによって示され，骨粗鬆症の新しい診断指標として提案されている[11〜13]。

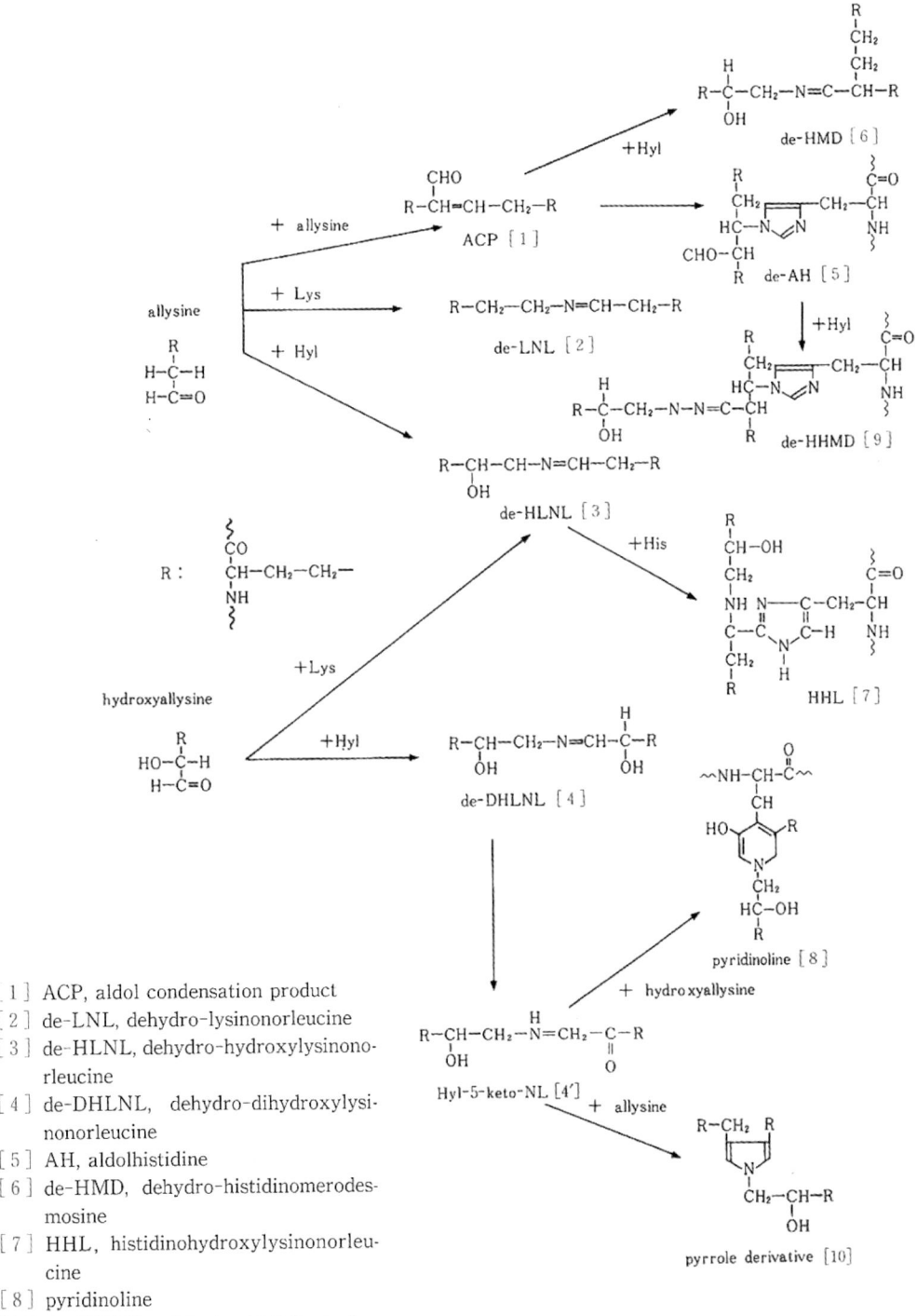

[1] ACP, aldol condensation product
[2] de-LNL, dehydro-lysinonorleucine
[3] de-HLNL, dehydro-hydroxylysinonorleucine
[4] de-DHLNL, dehydro-dihydroxylysinonorleucine
[5] AH, aldolhistidine
[6] de-HMD, dehydro-histidinomerodesmosine
[7] HHL, histidinohydroxylysinonorleucine
[8] pyridinoline
[9] de-HHMD, dehydro-histidinohydroxymerodesmosine
[10] 1, 3, 4-trisubstituted pyrrole

図8 コラーゲンの架橋結合
　コラーゲンの架橋形成は，リジンまたはヒドロキシリジンの酸化的脱アミノによって，アリジン，ヒドロキシアリジンが形成されることからスタートする。まず，2本鎖間の架橋（[1]-[4]）が形成され，さらに3本鎖間（[5]-[8]），4本鎖間（[9]）の架橋が形成される。なお，還元性架橋は未還元の構造で示している。

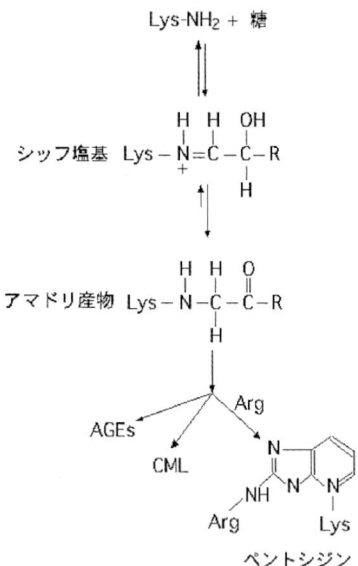

図9 老化とともに形成される架橋，ペントシジン

老化架橋の一つは，ペントシジンに代表される AGE 架橋である。AGE 架橋は，ピリジノリンなどのアリジン，ヒドロキシアリジン由来の架橋とは，形成経路がまったく異なる。糖のアルデヒドとリジンの ε-アミノ基などとの反応，いわゆる糖化を出発点として形成される。

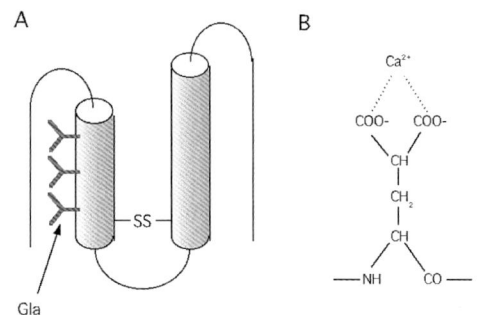

図10 オステオカルシン(A)およびγ-カルボキシ・グルタミン酸 (B)

オステオカルシンは，分子量約6000の比較的小さなタンパク質であり，分子内に3残基の Gla 残基を持っている。γ-カルボキシ・グルタミン酸は，翻訳後修飾によって形成されるアミノ酸で，その合成にビタミンKが必要である。側鎖に二つのカルボキシル基を持っているので，カルシウム・イオンに対する親和性が強い。

軟組織と異なる骨のコラーゲンの特徴を，あらためてまとめておくと，①I型コラーゲンのみよりなり，②不溶性が高く，膨潤性が低く，③DHLNL が多く，④デオキシ・ピリジノリンが存在することである。

### 3) Gla タンパク質（オステオカルシン）

骨のタンパク質のうち，コラーゲンを除いた残り（約10％）は非コラーゲン性タンパク質である。このグループのタンパク質の多くは酸性タンパク質であり，カルシウム結合能を持っている。

非コラーゲン性タンパク質の始めに，Gla タンパク質について述べる[14]。Gla とは，γ-カルボキシグルタミン酸と呼ばれる特種アミノ酸で，プロトロンビンなどの血液凝固に関係するタンパク質に含まれる。グルタミン酸のγ炭素にもう一つカルボキシル基がついた構造である。Gla タンパク質は，この Gla 残基を持つタンパク質であり，骨には，オステオカルシン（BGP）とマトリックス Gla タンパク質（MGP）の二つがある。

オステオカルシンは，分子量約6000の比較的小さなタンパク質であり，分子内に3残基の Gla 残基を持っている（図10）。このタンパク質は，N 末端にプロペプチドを持ったプロ・オステオカルシンの状態で合成される。そのとき，γカルボキシラーゼによってグルタミン酸がカルボキシル化されて Gla 残基ができる。この反応には，ビタミンKが必要である。その後，プロペプチドが切断されて，分泌されるオステオカルシンとなる。

Gla 残基は，側鎖に二つのカルボキシル基を持っているので，カルシウム・イオンに対する親和性が強い。カルシウム・イオンを結合すると，オステオカルシンはランダムな構造からα-ヘリックスを持つ構造に変化する[15]。この構造では，Gla 残基が分子の同一方向に一列に並ぶようになる。この配列は，Gla 残基とアパタイト結晶表面のカルシウム・イオンとの結合に適しており，その結果，オステオカルシンはアパタイト結晶にも高い親和性を持って結合する。このように結合すると，結晶へのイオンの接近を妨げるので，アパタイト結晶の結晶成長を抑制する。

オステオカルシンは，骨，象牙質に特有のタンパク質である。骨芽細胞や象牙芽細胞によって産生されるので，これらの細胞のマーカーとなる。未分化間葉細胞から骨芽細胞への分化を追って見てみると，オステオカルシンは比較的，分化の後期に産生される。分化の初期には，コラーゲンやアルカリフォスファターゼが発現さ

れるのに対し，オステオカルシンが発現されるのは石灰化期になってからである。オステオカルシンの一部は，血中にも出現するので，骨芽細胞活性の臨床マーカーとしても使われている。

オステオカルシン遺伝子のプロモーター領域の研究は，骨芽細胞の分化に作用するさまざまの因子の作用機構の研究に役立っている（図11）[16]。転写開始点の約500bp上流には，ビタミンD応答配列（VDRE）がある。オステオカルシンの合成は，活性型ビタミンDによって促進されることが知られているが，この促進にVDREが関与する。活性型ビタミンDは，細胞内に入るとビタミンDリセプターと結合する。この結合物が，レチノイン酸リセプター（RXR）とヘテロ二量体を形成してVDREに結合して転写を活性化する。

転写開始点により近い部位には，骨芽細胞特異的エレメント（OSE2）がある。ここに結合する転写因子の研究から，骨芽細胞の分化に必要な転写因子であるRunx2が発見された。Runx2はオステオカルシン以外にも多くの骨特異的遺伝子の転写を活性化し，骨芽細胞の分化を誘導する。また，オステオカルシン・ボックス（OC Box I）と呼ばれる部位も存在し，ここにはホメオドメインを持つMsx2などが結合する。

オステオカルシンの機能は，抗ビタミンK剤やオステオカルシン遺伝子のノックアウトによって，オステオカルシン産生を阻害することによって明らかになった[17]。このようなオステオカルシン欠如動物では，骨端成長板で過剰な石灰化が認められた。また，骨形成速度が増加し，骨量が増加していた。したがって，オステオカルシンは，石灰化の促進には関係なく，むしろ，過剰な石灰化を抑制し，骨形成を抑制しているように思われる。これは，その結晶成長抑制作用とも矛盾しない。

また，オステオカルシンのC末端部分が，破骨細胞の前駆細胞である単球に対してケモタキシス活性を持つという報告がある。しかし，オステオカルシン遺伝子のノックアウトの実験からは，破骨細胞に関連する機能は明らかではない。

Glaタンパク質のもう一つのメンバーは，マトリックスGlaタンパク質（MGP）である。MGPは，オステオカルシンより大きくて，79残基のアミノ酸よりなり，5残基のGla残基を持っている。MGPは，骨に特有ではなくて，軟骨や肺，心臓，腎臓などの軟組織にも存在する。

MGPの機能は，MGP遺伝子ノックアウト実験から劇的に明らかになった[18]。このノックアウト・マウスでは，大動脈に石灰化が起きていた。したがって，MGPは，軟組織の石灰化を抑制する機能を持つといえる。これは，血管壁細胞のBMP2に対する応答性を低下させることによるらしい。

### 4）SIBLINGファミリー・タンパク質（酸性糖タンパク質）

骨の非コラーゲン性タンパク質の中には，いくつかの酸性糖タンパク質が含まれる。これらは，酸性アミノ酸に富み，その多くはリン酸化アミノ酸を含んでいる。また，細胞接着に関与するRGD配列を持つものも多い。これらの遺伝子は第4染色体上の接近した位置にある。これらの共通点から，L.Fisherは，これらのタンパク質をSIBLINGファミリー（Small Integrin-Binding Ligand N-linked Glycoprotein）と呼ぶことを提唱した[19,20]。

SIBLINGファミリーに属するのは，オステオポンチン，骨シアロ・タンパク質（BSP），象牙質リン・タンパク質（DPP）などである。これらのタンパク質は，分子のサイズも多様であり，それらの間には，全体的なアミノ酸配列上のホモロジーもないので，厳密な意味でのタンパク質ファミリーとは異なる。

オステオポンチン（OPN, SPP1, Eta-1, 2ar）は，骨の代表的なリン・タンパク質である[21,22]。

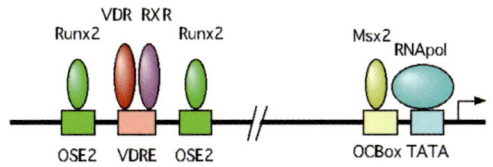

**オステオカルシン遺伝子転写調節領域**

図11　オステオカルシン遺伝子の転写調節領域

オステオカルシン遺伝子の転写開始点の約500bp上流には，ビタミンD応答配列（VDRE）がある。ビタミンDリセプターと（VDR）が，レチノイン酸リセプター（RXR）とヘテロ二量体を形成してVDREに結合して転写を活性化する。
また，骨芽細胞特異的エレメント（OSE2）があり，ここに，骨芽細胞の分化に必要な転写因子であるRunx2が結合して，転写を活性化する。また，オステオカルシン・ボックス（OC Box I）と呼ばれる部位も存在し，ここにはホメオドメインを持つMsx2などが結合する。

ラットのオステオポンチンは,分子量約44kで,301残基のアミノ酸よりなる。分子内にフォスフォセリンを12残基,フォスフォスレオニンを1残基持っている。シアル酸を含有する糖鎖を持っている。また,RGD細胞接着配列が分子の中央に存在する。その前には,ヒドロキシアパタイト結合部位と推定される,アスパラギン酸連続配列が存在する(図12)。

RGD細胞接着配列は,Arg-Gly-Aspの3残基よりなる配列であり,フィブロネクチンやビトロネクチンなどの細胞接着タンパク質に存在し,その細胞接着能に寄与する。この配列を認識する細胞側のレセプターは,インテグリンであり,αとβの二つのサブユニットよりなる。インテグリンには,多くの種類があるが,オステオポンチンの場合は,$\alpha_V\beta_3$と結合する。インテグリンは,リガンドと結合すると,細胞内のプロテインキナーゼのカスケードを活性化する。

アスパラギン酸連続配列は,アスパラギン酸が8〜10残基並んだ配列であり,カルシウム・イオンを結合し,また,ヒドロキシアパタイト結晶と結合すると考えられる。In vitro 石灰化実験では,この部位は,アパタイト結晶成長に抑制的に働く。

オステオポンチンの機能として注目されるのは,破骨細胞の接着誘導である(図13)。破骨細胞は,骨吸収をおこなうとき,骨表面に接着して閉鎖空間を作り出し,その空間内に酸を分泌して骨を溶解する。破骨細胞は,$\alpha_V\beta_3$インテグリンを持っており,in vitro でオステオポンチンに接着することができる。したがって,骨芽細胞が分泌して骨基質に沈着したオステオポンチンが,破骨細胞の接着を助けていると考えられる。さらに,破骨細胞自身もオステオポンチンを合成している。

一方,オステオポンチン遺伝子のノックアウト実験の結果は,一見,明らかな骨の変化を示さなかった。しかし,詳細な検討の結果,このようなマウスでは,卵巣摘出による病的骨吸収が抑制されることや,機械的な負荷の除去による骨吸収が抑制されることが明らかになった[23]。したがって,オステオポンチンが,さまざまな条件下での骨代謝に関与することは間違いないようである。

オステオポンチンは骨芽細胞,象牙芽細胞以外にも,腎臓,血管など多くの軟組織の細胞によっても産生される。また,炎症,免疫過程にも関与することが知られている[24]。

骨シアロ・タンパク質(BSP, BSP-II, IBSP)は,骨のもう一つのシアロ・タンパク質である[25]。分子量は,70〜80kで,アミノ酸

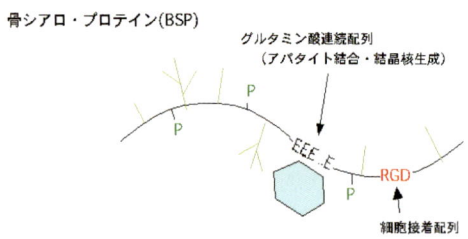

図12 オステオポンチンと骨シアロ・タンパク質(BSP)

　骨のリン・タンパク質であるオステオポンチンは,フォスフォセリン,フォスフォスレオニンおよびシアル酸を含有する糖鎖を持っている。また,RGD細胞接着配列が分子の中央に存在する。その前には,ヒドロキシアパタイト結合部位と推定される,アスパラギン酸連続配列が存在する。
　骨の酸性糖タンパク質である骨シアロ・タンパク質(BSP)はオステオポンチンと同じように,RGD細胞接着配列を持っている。また,オステオポンチンのアスパラギン酸連続配列の代わりに,グルタミン酸連続配列を持っている。

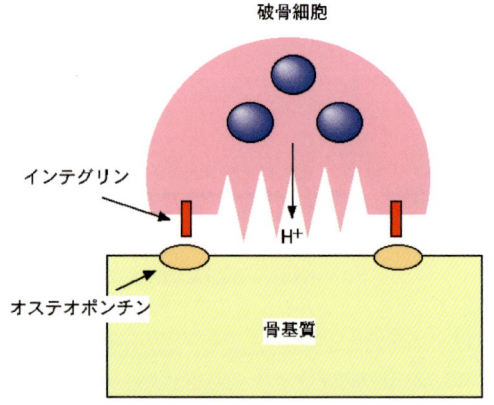

図13 破骨細胞の接着とオステオポンチン

　破骨細胞は,骨吸収をおこなうとき,骨表面に接着して閉鎖空間を作り出し,その空間内に酸を分泌して骨を溶解する。このとき,破骨細胞は,インテグリンを介して,骨基質のオステオポンチンに接着すると考えられる。

327残基よりなる。糖含有量は，オステオポンチンより高く50％に達し，シアル酸含有量も高い。分子内にフォスフォ・セリンと硫酸化チロシンを持っている。ウサギの骨では，ケラタン硫酸鎖を結合したBSPの存在が知られている。オステオポンチンと同じように，RGD細胞接着配列を持っている。また，オステオポンチンのアスパラギン酸連続配列の代わりに，グルタミン酸連続配列を持っている（図12）。

BSPは，オステオポンチンのように軟組織に存在するわけではなくて，より，骨・象牙質に特有である傾向が強い。骨芽細胞および象牙芽細胞によって合成分泌される。骨芽細胞の分化過程では，コラーゲン・アルカリフォスファターゼより遅く，オステオカルシンより早い時期に合成される。

BSPは，オステオポンチンと同様に，骨芽細胞や破骨細胞を in vitro で基質に接着させる。コラーゲンに対して親和性を持っているので，これらの細胞をコラーゲンに接着させることも考えられる[26]。骨芽細胞の分化を促進するという報告もある。また，in vitro でアパタイト結晶の核形成を促進する。この機能には，分子内のグルタミン酸連続配列が関与している[27]。このように，BSPは，骨形成や石灰化に関与すると考えられるのであるが，BSP遺伝子のノックアウトでは，目立った骨の変化が認められていない。なお，一部の乳癌細胞はBSPを発現し，それが乳癌の骨転移に関係するらしいことが知られている。

DMP1(Dentin Matrix Protein 1)は，最初は，象牙芽細胞のcDNAライブラリーから発見されたリン・タンパク質であるが，その後，骨にも存在することが明らかになった。このタンパク質は，酸性アミノ酸に富み，多くのリン酸化部位を持っている。また，RGD細胞接着配列を持っている。

DMP1は，in vitro でアパタイト結晶の核形成を誘導することができる[28]。骨では，プロセシングを受けて，低分子のフラグメントとして組織に沈着する。このタンパク質は，象牙芽細胞，骨細胞だけでなく骨細胞によっても産生される。骨の機械的ストレスに応じてその合成は上昇する。DMP1遺伝子ノックアウト・マウスでは，軟骨内骨化の障害，層板骨形成の遅れ，象牙質形成の遅れが認められている[29]。

MEPE (matrix extracellular phosphoglycoprotein, OF45, osteoregulin) は，始め，低リン酸血症の原因遺伝子Phexの基質を探す過程で発見されたリン・タンパク質である。その後，このタンパク質が，骨芽細胞によって合成され，骨基質中に存在することが明らかになった。その発現は石灰化の進行とともに増加する。特に，骨細胞がこのタンパク質を強く発現している。MEPE遺伝子ノックアウト・マウスでは，意外なことに，骨細胞の数と活性が増加して，骨量が増加している。

SIBLINGファミリーのもう一つの重要なメンバーである象牙質リン・タンパク質（DPP，ホスホホリン）または象牙質シアロ・リン・タンパク質（DSPP）は，今まで述べたタンパク質とは異なり，象牙質に特有のタンパク質である（図14）[30]。象牙質の非コラーゲン性タンパク質の中では，最大量を占める。非常に偏ったアミノ酸組成を持ち，DPPは全アミノ酸の80％以上を，フォスフォ・セリンとアスパラギン酸が占める。したがって，分子のほとんどが酸性アミノ酸よりなり，中性pHでは大量の負の荷電を帯びている。アミノ酸配列中には，(Asp-PSer-PSer)nというくり返し配列が見られる。

上記の特徴から予想されるように，DPPは大量のカルシウム・イオンを結合することができる。イオンを結合すると，コンフォーメーショ

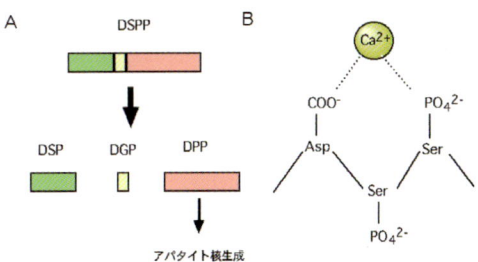

図14 象牙質リン・タンパク質（ホスホホリン）
　象牙質リン・タンパク質（DPP）は，象牙質に特有の高リン酸化タンパク質である。このタンパク質は，象牙質シアロ・リン・タンパク質（DSPP）として合成され，その後，象牙質シアロ・タンパク質（DSP）とDPPとその中間にある象牙質糖タンパク（DGP）に分解される。DPPは石灰化前線において，ミネラルの核形成をおこなう（A）。
　DPPは全アミノ酸の80％以上を，フォスフォ・セリンとアスパラギン酸が占める。アミノ酸配列中には，(Asp-PSer-PSer)nというくり返し配列が見られる。このような配列はカルシウム・イオンに親和性を持っている（B）。

ンが変化して，顆粒状の構造物を作るようになり，沈澱する[31]。また，このタンパク質は，ヒドロキシアパタイト結晶に親和性を持っており，特に，その（100）面（a，b軸の作る面）に特異的に結合する。結晶表面上では，伸長したコンフォーメーションをとっている。

このタンパク質は，コラーゲンにも親和性を持っており，コラーゲン線維のホールゾーンに特異的に結合する。また，コラーゲン分子の線維形成に抑制的に働く。組織中に長期間存在するうちに，コラーゲンとの間に架橋を形成して不溶化する[32]。

DPP は分化した象牙芽細胞によって合成分泌される。このタンパク質は，まず，前駆体である象牙質シアロ・リン・タンパク質（DSPP）として合成される（図14）。DSPP の N 末端側が象牙質シアロ・タンパク質（DSP）に相当し，C 末端側が DPP に相当する。セリン残基のほとんどは，カゼイン・キナーゼ II 類似の酵素によってリン酸化される。その後，象牙芽細胞突起を通って直接，石灰化前線に分泌される。したがって象牙前質には，DPP は存在しない。

DSPP は，MMP-2 と MMP-20 によって，DSP と DPP とその中間にある象牙質糖タンパク（DGP）に分解される。DPP はそれ以上のプロテアーゼ分解に抵抗性であり，またアパタイトに吸着するので，組織中に残る。

石灰化前線に分泌された DPP は，コラーゲンに結合して，アパタイトの核形成を行うと考えられる。実際，in vitro の実験でも DPP が核形成を誘導することが確認されている。ただし，高濃度では，逆に，アパタイトの結晶成長を阻害するという，一見，矛盾した性質を持つ（図15）。また，このタンパク質は，象牙芽細胞の分化も促進する。

DSPP 遺伝子の異常は，II 型の象牙質形成不全症または象牙質異形成症を起こす[33]。この疾患では，象牙質の石灰化の低下がみられる。DSPP 遺伝子のノックアウト実験でも，この症状が再現されている。骨，象牙質の非コラーゲン性タンパク質のうちで，その遺伝子の異常と，遺伝的石灰化異常疾患が直接結びついた，今のところ唯一の例である。

SIBLING ファミリーのタンパク質の特徴を，あらためてまとめると，①多くのリン酸化部位

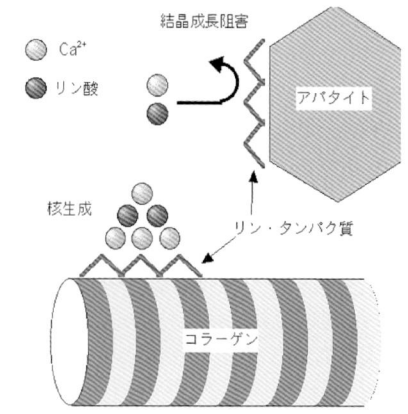

図15 リン・タンパク質の石灰化に対する効果
in vitro の石灰化実験で，リン・タンパク質は，コラーゲンに結合して，アパタイトの核形成を促進する。一方，高濃度では，アパタイト結晶に吸着して，逆に，アパタイトの結晶成長を阻害するという，一見，矛盾した性質を持つ。

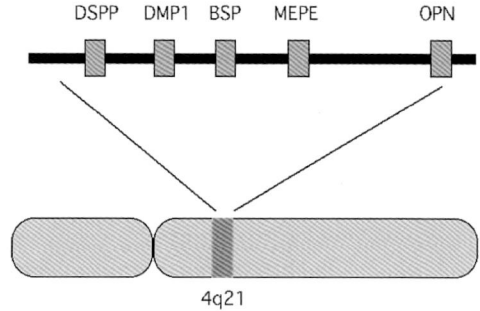

図16 SIBLING ファミリー・タンパク質の遺伝子
SIBLING ファミリー（Small Integrin-Binding Ligand N-linked Glycoprotein）とは，骨，象牙質に存在する一群の酸性糖タンパク質群である。これに属するのは，オステオポンチン（OPN），骨シアロ・タンパク質（BSP），象牙質シアロ・リン・タンパク質（DSPP），Dentin matrix protein 1 (DMP1)，matrix extracellular phosphoglycoprotein (MEPE) などである。これらの遺伝子は，ヒトでは第4染色体の 4q21 付近の 750,000 塩基の範囲内に集中して存在している。

を持ち，②RGD 細胞接着配列を持ち，③カルシウム・イオンやアパタイト結晶に親和性を持ち，④硬組織細胞によって合成される。さらに⑤これらの遺伝子は，ヒトでは第4染色体の 4q21 付近の 750,000 塩基の範囲内に集中して存在しており（図16），⑥エクソン-イントロン構成も類似している。

上記の共通点から，SIBLING ファミリーは，配列上のホモロジーは低いものの，共通の祖先遺伝子から進化したのではないかと考えられて

いる。最近では，これに，エナメル質のエナメリン，唾液のプロリン・リッチ・プロテイン，乳汁のカゼインなどを加えて，"分泌性カルシウム結合リンタンパク質遺伝子クラスター"という大きなファミリーとしてとらえられている[34]。これらの祖先になる遺伝子が重複をくりかえして，エナメル質等のタンパク質になり，さらにSIBLINGファミリーに進化したと想像される。

## 5）SLRPファミリー・タンパク質（小型プロテオグリカン）

ECMの線維成分を構成するのがコラーゲンであるのに対し，線維間の無構造の部分を占めるのが，プロテオグリカンである。プロテオグリカンは，約2000残基のコア・プロテインに糖鎖であるグリコサミノグリカンが結合してできた分子である。グリコサミノグリカンは，ウロン酸とアミノ糖の二つの糖のくり返し構造よりなる多糖であり，ヒアルロン酸，コンドロイチン硫酸，デルマタン硫酸，ケラタン硫酸などの種類がある。

典型的なプロテオグリカンとしては，軟骨のアグリカンがある。アグリカンは，多数のコンドロイチン硫酸鎖とケラタン硫酸鎖を持っており，また，リンク・プロテインを介してヒアルロン酸に結合する。その結果，巨大な分子集合体を形成する。グリコサミノグリカンは酸性で，多量の水を保持することができるので，アグリカンの集合体はゲル状になる。これが，軟骨のクッション作用に貢献している。

骨に存在するプロテオグリカンは，アグリカンよりも小さい小型のプロテオグリカンである。デコリンとビグリカンがこれに属する（図17）。これらのプロテオグリカンのコア・プロテインは，ロイシンに富むロイシン―リッチ・リピート（LRR）と呼ばれる24残基のくり返し配列を含んでいるので，SLRP（small leucine-rich proteoglycan）と呼ばれるファミリーに属している[35]。

デコリンとビグリカンは，分子量4万のコア・プロテインを持ち，コンドロイチン硫酸鎖を，デコリンは1本，ビグリカンは2本持っている。コンドロイチン硫酸結合部位は，コア・プロテインのN末端付近にあり，それ以降の部分を10個のLRRが占めている。コア・プロテインは，

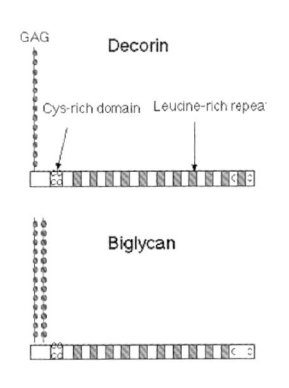

図17 SLRPファミリー・タンパク質（デコリンとビグリカン）

骨のプロテオグリカンは，デコリンとビグリカンである。これらのプロテオグリカンのコア・プロテインは，ロイシンに富むロイシン‐リッチ・リピート（LRR）と呼ばれる24残基のくり返し配列を含んでいるので，SLRP（small leucine-rich proteoglycan）と呼ばれるファミリーに属している。デコリンとビグリカンは，分子量4万のコア・プロテインを持ち，コンドロイチン硫酸鎖を，デコリンは1本，ビグリカンは2本持っている。コンドロイチン硫酸結合部位は，コア・プロテインのN末端付近にあり，それ以降の部分を10個のLRRが占めている。

電子顕微鏡で見ると馬蹄形の形態をしている。

デコリンは，コラーゲンに親和性を持ち，in vitroでコラーゲンの線維形成を抑制する。デコリン遺伝子のノックアウト・マウスでは，コラーゲン線維が太くなり，皮膚がぜい弱になる。ただし，骨の異常は認められていない。デコリンは，また，TGF-$\beta$にも親和性を持っており，その活性をコントロールしている。

ビグリカンもまた，コラーゲンに対し軽度の親和性を持っている。ビグリカンのノックアウト・マウスは，骨粗鬆症に類似した症状を示し，骨量が減少する[36]。このマウスの骨芽細胞は，コラーゲン合成能が低下し，コラーゲン線維が太くなった。デコリンとビグリカンのダブル・ノックアウト・マウスでは，骨の症状はより重篤になった。したがって，これらのタンパク質は，正常な骨形成に必要であるといえる。

このファミリーのタンパク質で，骨に存在するものとしては，この他に，オステオアドヘリンとコンドロアドヘリンがある。これらは，細胞接着に関与するタンパク質である。

## 6）エナメル質のタンパク質

既述のように，エナメル質はほぼすべて無機結晶よりなり，ほとんどタンパク質を含まない。しかし，エナメル質には，始めからタンパク質が存在しなかったわけではない。未石灰化の幼若な時期には，タンパク質性の基質が存在したが，その後，石灰化とともに分解除去され，最終的にはタンパク質は完全に消失してしまう。この石灰化様式は，コラーゲン線維の上にそのままミネラルが沈着する骨や象牙質の石灰化様式とは異なる。したがって，ここで述べるエナメル質のタンパク質とは，未石灰化のエナメル質に存在するタンパク質のことである。エナメル質は上皮系の組織なので，そのタンパク質は，間葉系の骨・象牙質とは異なる。間葉系組織に特徴的なコラーゲンは，存在しない。基質の主要なタンパク質は，アメロジェニンと呼ばれる，エナメル質に特有のタンパク質である（図18）。その他に，少量成分として，エナメリン，シースリン／アメロブラスチンなどがある。

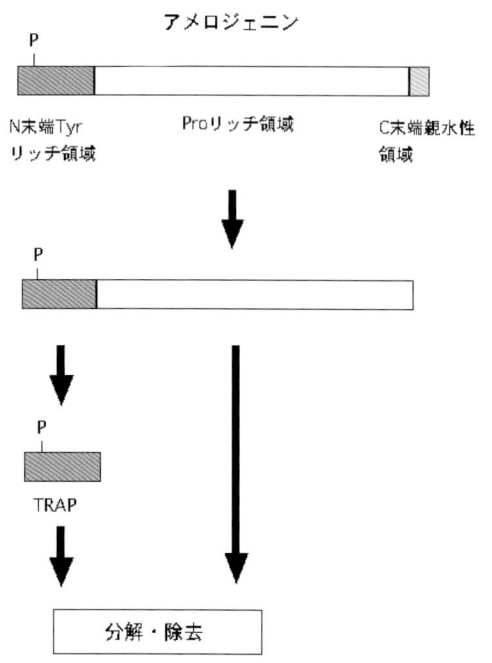

図18 アメロジェニンとその分解過程
アメロジェニンは，分子のN末端に一つのフォスフォセリンを持つチロシン・リッチ領域があり，C末端に酸性・塩基性アミノ酸に富む親水性領域がある。分子の大部分を占める中間部は，プロリン・リッチの疎水性領域である。石灰化にともなってプロテアーゼによる分解を受け，最終的には完全に除去されてしまう。

アメロジェニンは，エナメル質基質タンパク質の約90％を占める，比較的疎水性のタンパク質である。アミノ酸187残基よりなり，全アミノ酸の約1/4をプロリンが占める。分子のN末端に一つのフォスフォセリンを持つチロシンに富む領域があり，C末端に酸性・塩基性アミノ酸に富む親水性領域がある。分子の大部分を占める中間部は，プロリンに富む疎水性領域である。この領域には，X-Y-Pro のモチーフのくり返し配列が多い。X，Yの位置に来るアミノ酸は，グルタミンであることが多い。

アメロジェニンは，エナメル芽細胞によって合成・分泌された後，プロテアーゼによる分解を受ける。最初に，C末端親水性領域が切り離される。このC末端領域を失った分子が，基質中にみられる主要なアメロジェニン成分である。石灰化の開始にともなって，この分子はさらに分解を受けて，エナメル芽細胞によって吸収される。N末端領域は，TRAP (Tyrosine-rich amelogenin peptide) と呼ばれるペプチドとして残るが，最終的には分解されて除去される。これらの分解過程の初期の段階には，エナメリシン（MMP-20）が関与し，後期の段階にはエナメル・セリンプロテアーゼ（カリクレイン-4）が関与する。

アメロジェニンは疎水性のタンパク質であり，直径5～35nmのナノスフェアと呼ばれる分子集合体を作っている[37]。エナメル質のアパタイト結晶は，c軸方向に長大な形態をしているが，このような分子集合体が，この結晶の成長をガイドするらしい。

アメロジェニン遺伝子は，XおよびY染色体上にある。この遺伝子の異常は，エナメル質形成不全を起こす。エナメル質が薄くなり，石灰化も低下する。アメロジェニン遺伝子ノックアウト・マウスも同様な症状を呈している。

エナメリンは，エナメル・タンパク質の少量成分の一つである。このタンパク質は，アメロジェニンとは異なり，親水性の，酸性糖タンパク質である。アパタイト結晶に強く結合して存在している。しかし，石灰化とともに，最終的のは分解・除去されてしまう。シースリン（アメロブラスチン）も少量成分であり，その分解産物はエナメル小柱の鞘に局在している。

表3 血管新生の調節因子

| 促進因子 | 抑制因子 |
|---|---|
| Angiogenin | Angiostatin |
| Angiopoietin-1 | Chondromodulin-1 |
| EGF family | Endostatin |
| Ephrin | Epigallocatechin |
| FGF family | IFNs |
| G-CSF/GM-CSF | IL-12 |
| HGF | PF-4 |
| IL(-1, -6, -8) | 16kD prolactin fragment |
| MMPs | TGF-$\beta$ |
| PDGF-BB | Thrombospondin-1, -2 |
| Pleiotrophin | TIMPs |
| Proliferin | 1, 25(OH)$_2$vitamin D$_3$ |
| Tissue factor | |
| TNF-$\alpha$ | |
| VEGF | |

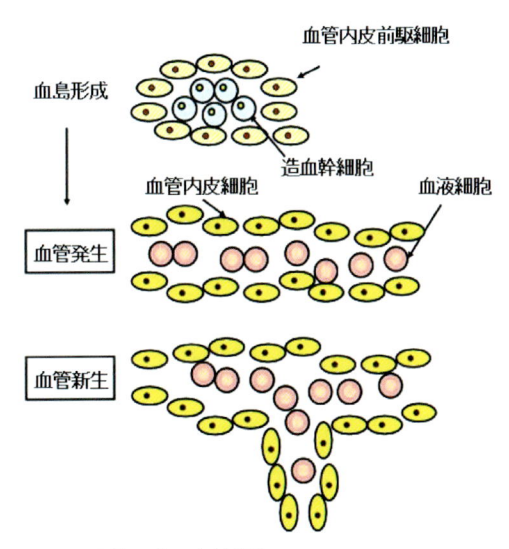

図19 血管発生と血管新生

## III. 血管と栄養供給系

### 1. 血管とその働き

　骨は生体内においてきわめて血管が豊富な組織である。それゆえ，硬組織の再建を考えるときに血管新生の有無が大きな要となる。血管系は体内を巡る物質の輸送経路で組織に酸素と栄養素を送り，組織より炭酸ガスと老廃物を受け取るという生命維持にとって重要な機構である。血管は内腔側の単層から成る血管内皮細胞とその周囲を取り囲む壁細胞より構成される。大動脈のような大きな血管壁は内膜，中膜，外膜の3層から構築される。内膜は血管内皮細胞と弾性線維を含む結合組織からなり，中膜は同心円状に並ぶ平滑筋細胞から，外膜はコラーゲンなどのECMからなる。これに対して細胞に酸素や栄養素を直接供給する毛細血管は内皮細胞とペリサイトの2種類の細胞で構成される。いずれの血管においても血流に接する面は内皮細胞層である。内皮細胞の培養系が確立されたことにより，これまでに内皮細胞に作用して血管新生を促進する，あるいは抑制する種々の因子が報告されている（表3）。その中でも血管内皮増殖因子（VEGF：vascular endothelial growth factor）は内皮細胞に特異的に作用し，血管内皮細胞の増殖・分化，遊走，管腔形成に重要な役割を果たす。その受容体であるFlt-1およびKDR/Flk-1についても機能の解析が進められている。

### 2. 血管形成機構

　血管形成には二つの段階があるとされ，血管発生（vasculogenesis）と血管新生（angiogenesis）に分けられる（図19）。血管発生は胚発生初期の卵黄嚢において造血幹細胞と血管内皮前駆細胞から構成される血島から始まる。血島の外側の細胞は内皮細胞に分化して原始血管叢を形成する。内側の細胞は血球に分化し血管を形成する。これに対し，血管新生とは既存の血管が血管促進因子の刺激に反応し，種々のプロテアーゼを産生して基底膜を消化し，細胞の増殖と遊走を経て新しい血管のネットワークを形成する現象である。すなわち，胎児では血管発生に続き，血管新生が起こり全身に血管が分布していく。成体においては，限局された部位において血管新生が行われていると考えられてきた。ところが1997年，血管内皮前駆細胞（幹細胞）が成体の血液中に見つかり，虚血部などの血管新生部位において内皮細胞に分化し，血管形成に関与していることが報告された[38]。成体においても胎生期の血管発生の機序が存在することが示唆された。

### 3. 血管新生と骨形成

　著者らはbone morphogenetic protein（BMP）を用いたラット異所性骨誘導実験系において骨形成が血管の新生に依存することを確認した[39]。BMPはさまざまな細胞に対し，多機能

な作用をもつ分化増殖因子でありこれまでに13種類以上のcDNAがクローニングされている。なかでもBMP-2，4および7は骨の無い皮下や筋肉内に埋植すると骨を誘導すること，骨折部位などに投与すると治癒が促進されることが報告されている[40]。BMPを局所に投与する場合，可溶性のタンパク質であるBMPを単独で注入しても，周辺の組織に拡散してしまい骨は誘導されず，適切な担体が必要である。筆者らは今までに多数のBMP担体を開発・試験した過程において，BMPにより誘導される組織の形態を決定する因子の一つが血管侵入であることを明らかにした[39]。BMPによる骨誘導における担体の役割は単にBMPを保持するだけではなく，そこで細胞が分化増殖する場も提供すると考えられている。担体の素材が同一であっても，その幾何学構造が違うとBMPによって誘導される骨形成に差があるという結果を得ている[41,42]。BMP担体の幾何学的構造は血管侵入と深い関わりがあり，それがBMPにより誘導される組織の形態に繋がる。BMP担体として血管が侵入しやすい構造（血管確保構造）の担体を用いると旺盛な骨の形成が認められ，血管が侵入しにくい構造（血管阻害構造）の担体を用いると骨組織よりも軟骨が多量に形成された[41,43,44]。

BMP骨誘導における血管形成は，同所性の場合は周囲の毛細血管より新しい血管が形成されると考えられるが，異所性においては，周囲の毛細血管が関与する血管新生なのか，あるいは周囲の未分化な細胞（幹細胞）が関与する血管発生の過程を辿っているのか明らかではない。

### 4. 骨と軟骨の酸素要求

血管は体内の細胞に酸素と栄養を与えるため，血管の侵入が容易である担体の微小環境においては，酸素分圧が高く，栄養供給も豊富であると考えられる。このような条件下では未分化間葉系細胞は軟骨細胞よりも骨芽細胞に優先的に分化，増殖する。一方，血管の侵入が困難な担体の微小環境においては，未分化間葉系細胞はまず軟骨細胞に分化する。これらの現象はBassettらにより確認されており，骨芽細胞と軟骨細胞は酸素要求性に差があり，前者の方が高いことが明らかにされた[45]。BMP骨誘導系においては，Jinらもハニカム状ハイドロキシアパタイト（HCHAP）をBMP担体として用いて血管侵入と骨形成の関係を確認した[41]。HCHAPは，直径110μmの7つのトンネルをもつシリンダー状の粒子であるが，同一トンネルの中央部に軟骨が残り，トンネルの入り口側には骨形成が進んだ。血管は開口部より侵入するため，それに伴う骨形成がトンネルの中心部よりも開口部で早く起きていることを示した。

### 5. 血管新生制御因子と骨形成

著者らはBMP骨誘導系に線維芽細胞増殖因子（FGF：fibroblast growth factor）ファミリーに属するFGF-2を添加すると，骨形成が促進されることを明らかにした[46]。FGF-2による骨形成の促進は骨芽細胞様細胞の増殖に加え，血管新生が促進されたためと考えられ，摘出物は鮮紅色であり旺盛な血管侵入をうかがわせた。これとは対照的な結果が，血管新生を抑制すると報告されているエピガロカテキンを同様の骨誘導系に添加した場合である。骨形成は抑制され，摘出物は白っぽく，血管侵入が抑制されていることが示唆された[47]。

血管形成は様々な因子によって調節を受けるが，特に内皮細胞に発現する受容体型チロシンキナーゼとそのリガンドが重要な役割を演じる。最近，癌の増殖と転移を抑制する化学療法として，VEGFのモノクローナル抗体やVEGF受容体であるチロシンキナーゼの阻害薬の研究が進められている[48]。VEGFのファミリーにはVEGF-A，VEGF-B，VEGF-C，VEGF-D，VEGF-E，placental growth factor（PlGF）などがある。それらの受容体はVEGFR-1（Flt-1），VEGFR-2（KDR/Flk-1），VEGFR-3（Flt-4）である[49]。このうち血管新生に関与している受容体はVEGFR-1とVEGFR-2である。化学療法の薬剤としてもこれらの受容体を標的にしている（図20）。

BMPにより異所性に軟骨を誘導する場合，時間の経過とともに血管の侵入が起こり軟骨は順次，骨に置換される。軟骨を維持するためにはBMP担体に予めVEGFに対するモノクローナル抗体およびVEGF受容体に対する阻害剤を投与することが必要かもしれない。

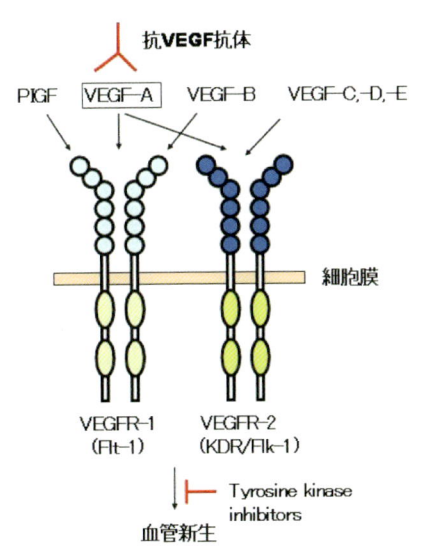

図20 血管新生に関わるVEGFとVEGF受容体

## IV. 硬組織の制御因子

硬組織の形成に関する制御因子には，大きく分けて，①ミネラルの沈着と石灰化という物理化学過程を調節している「石灰化制御因子」と，②細胞の増殖，分化，ECM分泌などの細胞活動を制御する「細胞制御因子」とが考えられる．石灰化制御因子の存在は硬組織の特徴であるが，唾液にもヒスタチンなど，石灰化調節因子が確認されており，おそらく他の組織でも石灰化阻害物質として存在する可能性がある．石灰化制御因子は，骨，象牙質，歯胚期エナメル質に存在する非コラーゲンタンパク質の大部分，プロテオグリカンも含まれ，共通性質として，カルシウム結合能性を持っている．その他，ピロリン酸，マグネシウム・イオンなどの低分子物質が挙げられる．

「細胞制御因子」については，細胞の内と外のものを含めると無数に存在するが，ここでは，細胞外から細胞表面のレセプターを介して働く局所の成長分化因子，すなわちサイトカイン，その中でも主に骨形成タンパク質（bone morphogenetic proteins：BMP）とbFGF（basic fibro-blast growth factor）を中心に，ECMとの関連において解説する．

### 1．サイトカインの発見と分類法

現在の膨大なサイトカインの知識は，1950年初頭，レビ・モンタルチーニと，スタンレー・コーエンによって開かれた．モンタルチーニは，マウス肉腫組織から，ニワトリ胚神経節の神経線維を成長させる物質があることを証明した．この実験ができる友人の施設をもとめて彼女は，肉腫マウス2匹をハンドバックに入れ，セントルイスからリオ・デ・ジャネイロに飛び，そこで実験を行ったという（森川実：生命のコンダクター：サイトカイン，共立出版，東京，1993）．まさに探究精神の鑑である．

サイトカインの定義は「特定の細胞から分泌され，ECMを経て自己または近傍の細胞の特異受容体に結合することによって，信号をDNAに送る機能を微量で発揮できる蛋白質」である．現代までの60年間に無数に発見されたサイトカインの数は，インターロイキンだけで30種以上といわれるので，上記定義でカバーされる蛋白質の総数は，それらのファミリーの全構成員を入れると無数といってよいであろう．サイトカインは免疫機構や，造血機構の研究から急速に多数の因子が発見され，それらの分野では，「モノカイン」，「リンホカイン」と呼ばれきた．他方，細胞生物学分野でも多数の「増殖因子」・「成長因子」が発見されてきたが，両者が統合されて，「サイトカイン」という総称になっている．

サイトカインの分類法は，その数も多いので簡単ではないが，サイトカイン自身のタンパク質の構造（モチーフの種類）による分類が，最も基本的と考えられる．これによって分類すると次の表4のように6種になる．一方，サイトカインのレセプターの構造による分類も重要である．レセプターによる分類の代表的な例では，表5のように7種類に分けられる．

### 2．BMPの発見と，その機能の担体依存性

硬組織の分野での大きなエポックは，1965年に，BMP，すなわち皮下，筋肉に担体（現在では人工ECMと考えられる）と共に埋植すると異所性骨を誘導するタンパク質のUristによる発見である．その後，BMPは，硬組織以外に，広範囲の組織において，その発生，分化を制御しており，生物学過程での「高位にある」サイトカインであることがわかったが，何よりも，当初において異所性骨形成誘導という機能

表4 サイトカインの構造に基づいた分類

| 分類型（特徴モチーフ） | 例 | 対応するレセプター型 |
|---|---|---|
| 1. ヘマトポエチン型<br>（4本ヘリクス型） | IL-2〜7, 9, 13<br>G-CSF, GM-CSF, CNTF<br>OSF LIF, Epo<br>IL-10, IFNα, IFNβ, IFNγ<br>M-CSF | Class I<br><br><br>Class II<br>チロシンキナーゼ |
| 2. EGF型（βシート） | EGF, TNF-α | チロシンキナーゼ |
| 3. β-トレフォイル型 | FGF-α, FGF-β<br>IL-1α, IL-1β, IL-1Rα | 分割チロシンキナーゼ<br>IL-1 |
| 4. TNF型<br>(jelly roll motif) | TNF-α, TNF-β, LT-β | NGF |
| 5. システイン・ノット型 | NGF<br>TGFβs, BMP<br>PDGF, VEGF | NGF<br>Ser/Thr キナーゼ<br>チロシンキナーゼ |
| 6. ケモカイン型<br>（逆平行3本β鎖） | L-8, MIPs, PF-4<br>PBP, MCP | ロドプシン・スーパーファミリー |

表5 レセプターの性質によるサイトカインの分類

| レセプターの型 | レセプターの構造的特徴 | 結合するサイトカインの例 |
|---|---|---|
| 1. チロシンキナーゼ型 | レセプターの細胞内領域にチロシンのリン酸化酵素があり情報を伝達する | NGF, EGF, PGEF, FGF, M-CSF, SCF |
| 2. セリン／スレオニン型 | 細胞内領域のセリンまたはスレオニンのリン酸化酵素が情報を伝達する | TGF-βs, BMPs, activin SCF, FGF |
| 3. Igスーパーファミリー型 | レセプターの細胞外領域に分子内S-S結合によるループ構造を持つ | IL-1, IL-6, M-CSF, G-CSF |
| 4. Gタンパク質共役型 | 細胞領域内に存在するGTP結合タンパクGTPの加水分解と共にイオンチャンネルを刺激する | IL-8 |
| 5. WS×WSモチーフ型 | アミノ酸配列：Trp-Ser-X-Trp-Serを細胞外の膜貫通部に持つ | IL-2〜7, GN-CSF, G-CSF |
| 6. インターフェロン型 | インターフェロン型配列を持つ | IFN-α, IFN-β, IFN-γ |
| 7. TNF型 | TNF型 | TNFα, TNFβ |

が，基礎研究者，臨床家に与えた衝撃は大きい。

その際，皮膚や筋肉内にBMPを投与する方法として，単独の注射などでは効果が無く，担体と共に投与して初めて。骨や軟骨が誘導されることがわかっていた。しかも，固体状の担体の形などによって組織の誘導され方が異なっている。その後の，各種のBMP担体を用いた一連の担体依存性の研究から，BMP担体は単なる薬剤徐放の役割のみで無く，その上で細胞が定着，増殖分化する細胞支持体として機能することがわかった。すなわち，BMP担体は典型的な「人工のECM」であった。そこで，様々な幾何学的形態を備えた担体を用い，軟骨，骨，血管，神経などの誘導能を比較検討することから，「人工マトリックスの幾何学」の概念が生まれることになった（第3章参照）。

BMP以外に，よく知られているサイトカインは，最初にイタリヤのモンタルチーニ女史によって発見されたNGF（神経成長因子）に始まり，次いでEGF（上皮成長因子）FGF（線維芽細胞増殖因子），TGF-$\beta$（$\beta$型形質転換増殖因子），PDGF（血小板由来増殖因子），HGF（肝再生因子），IGF（インスリン様増殖因子），VEGF（血管内皮増殖因子）などである。本書では，この中で硬組織の再建の分野で注目されている二つサイトカイン：BMPとbFGFを選び，今後どのように役立つ可能性があるのかを，これまで明らかになっている知見と，著者らの経験とから論考する。

## 3. BMPとbFGFとの比較論
### （1）発見の経緯

BMPは，1965年，Uristが脱灰骨を動物に埋植したところ，予想外に異所骨新生現象を観察，作用するタンパクの存在を予想して，BMPと命名した[50]。すなわち，骨を作るという驚異的な機能が先立って研究を導いた。現在，化学構造的に同じBMPファミリーに属するタンパクは20種ほどあり，BMP-1，2，3・・と呼ばれている（ただしBMP-1は構造的に別種であるとわかった）。

一方，FGFは，1974年，Denis Gospodarowiczらが，先に黄体ホルモン（LH）の部分生成物中に見出された線維芽細胞増殖活性（1973年，Hugo Armelinら）の起因物質を精製して，LHとは別物と結論して，FGFと命名した[51]。現在，同じFGFファミリーに属するタンパクは20数種あり，FGF-1，FGF-2，FGF-3と呼ばれている。ただし，FGF-1とFGF-2は発見時の経緯から，それぞれacidic FGF(aFGF)およびbasic FGF(bFGF)と呼ばれている。本稿ではbFGFの名をもちいる。

### （2）FGFとBMPの生化学的違いは何か

FGFとBMPはいずれも，サイトカイン，増殖因子，成長因子と呼ばれる物質であり，再生医療に役立ち得ることには間違いないが，両者の作用メカニズムは，かなり大きな違いがある。端的に言うと生物学的プロセスの中での上位と下位の違いがある。この点を出来るだけ把握しておくことは，臨床応用を考えてゆく上では当然であり得策であろう。

機能物質の作用メカニズムの違いは，一般には，その分子の肝心な部位の化学構造に求められる。したがって，サイトカインの分類も，サイトカイン自体（リガンドと呼ぶ）とその結合相手，レセプター（受容体と呼ぶ）の肝心な部位の化学構造によって分類されるようになってきた。

### （3）化学構造とレセプターの差

サイトカイン自体の構造による分類の1例は前頁の表4のように，それぞれの特徴ある3次構造によってなされた。この分類によってわかることは，FGFは"$\beta$-trefoil型"（$\beta$構造が三つ葉の形を作っている）の範疇に入り，BMPは"cystine-knots型"（9個のシスチンでしっかり結んだ固い構造）に属し，それぞれの構造がレセプターとの結合に関わっており，基本的に両者は異なっている。

サイトカインの結合相手である細胞表面の受容体・レセプターは，一般に多種多様であり，その分類は簡単ではないが，表5のように7種に分類されるが，さらに単純化して分類すると，次の3種類になる。①そのレセプター自体がチロシンを燐酸化する酵素（チロシンキナーゼ）であり，これによって情報伝達をおこなう型（チロシンキナーゼ型），②そのレセプター自体は，キナーゼを持たないが自己集合して，細胞内のキナーゼ（JAKなど）を活性化する型（サイトカインレセプター型と呼ぶ），そして③セリン・スレオニンを燐酸化によるセリン・スレオニンキナーゼ型，に分類された。この分類によっても，FGFは①のチロシンキナーゼ型レセプターに結合するのに対し，BMPは，③のセリン・スレオニン型レセプターに結合する。

### （4）レセプター以後の細胞内伝達機構も異なる

bFGFのレセプターは，チロシンキナーゼ型に属しイムノグロブリン様ドメインを3個備えている。このレセプターにbFGFは，ヘパリンの助けを借りて結合する。細胞内ではアダプター，シグナル伝達分子と呼ばれる一群のタンパクと結合・解離を経て，結局，特定分子が核内に入る。核内では，さらに転写因子と結合して，複合体として標的DNAに結合し，転写を開始する。この標的DNAが，どのようなタンパクを産生するか，すなわち「下流プロセス」

の詳細が未だわかっていないが，その機能は多彩であり，一言で纏めるならば，「ある程度分化の進んだ特定の間葉系細胞の増殖と機能亢進」である。bFGFの歯周組織修復能も，すべてこの産生物に依存している。

一方，BMPのレセプター以後の情報伝達は，bFGFの場合よりも，わかりやすく。ほぼ1種類のシグナル伝達分子群「Smad」によって伝えられることが明らかになっている。この詳細は多くの解説書[52,53]に出ているので省略するが，最近，BMPの標的遺伝子の一つが，IHH（Indian hedge hog）と呼ばれる軟骨内骨化の現象に重要な役割を持つサイトカインであることが示された[54]。BMPの機能を一言で言えば，「未分化細胞を，特定の細胞へと分化誘導すること」であり，「FGFの標的遺伝子よりも，上位にある遺伝子群を総合的に活性化して組織や器官の形成を誘導する機能」である。このため，形態形成因子（morphogen）の一つである言われる。

以上のように，FGFとBMPは，構造も機能も異なるサイトカインである。両者の機能の差を簡単明瞭に示した実験が最近報告された。ケモタキシス（走化性，ある物質に対して細胞が近づく性質）をBMPとbFGFとの間で，歯根膜細胞と骨芽細胞を使って比較した。bFGFは，歯根膜細胞を強く引きつけるのに対し，骨芽細胞は反応が鈍い。一方，BMPに対してはその逆であった[55]。

## 4. サイトカインによる硬組織再生医療：その問題点

### (1) 薬剤徐放システム(DDS)と細胞支持体の機能

ある程度まで精製されたBMPは，単独で埋植投与しても，すぐ拡散してしまうので効果が低く，適当な担体（キャリヤー）が必要であることは経験からわかっていた。その後一般に担体は，サイトカイン分子を徐々に放出する「徐放する能力」が，重要だと信じられてきた。しかし，担体はこのような保持・貯蔵の役割のみならず，サイトカインを分解から保護，あるいは活性化する場合もあり，サイトカイン自身の機能を調節する重要な役割をもつことがわかってきた。すなわち生体におけるECMの機能を再現しているわけであり，このため「人工のECM（人工ECM）」と考えるべきものであることが提唱された。担体に必要な機能は，天然のECMと比較することで理解しやすい（第3章，表1 自然および人工ECMの属性と機能の比較検討（久保木 2007）参照）。人工ECMは，再生医学にとって決定的に重要であることが理解されつつある。

### (2) 人工ECMの重要性

たとえばBMPの場合，最も効率的な担体は，骨を脱灰したマトリックス（IBM, insoluble bone matrix, 高度に架橋した不溶性骨コラーゲンからなる）であることが分かっている。その，適度なサイトカイン結合能，多孔性の幾何学的性質，生体内分解能，機械的強度の点も，脱灰骨に勝るBMP担体はない。しかし残念ながら動物由来なので，問題があるとされ人体への応用は出来そうもない。BMPの骨再建を目指した臨床応用が，比較的遅れてきた理由の一つは，天然由来マトリックスIBMに代わるべき良き担体が開発されていないためである。

## 5. BMPとFGFの歯科応用

BMPが開発されて以来，整形外科領域での臨床成果は，骨折治癒促進，広範囲骨再建，脊椎固定など骨・軟骨のあらゆる面に及んでいる。ヒトでの骨・軟骨再建に対する有効濃度が生理的な濃度より高すぎるのではないかとの，批判はあるものの，その効果は明らかである。脊椎固定には，数年前より米国FDAの認可するところとなり，わが国でも実際の歯科臨床応用へ期待は大きい。

### 1) 歯根分岐部欠損(furcation defect)の骨・歯根膜・セメント質再建

歯科領域では，現在もっとも強い骨再建の要請は歯周病後の歯槽骨欠損であろう。BMPを適用する再建実験モデルの一つとして，大臼歯の歯根分岐部に頬舌的に貫通してつくる骨・歯根膜・セメント質欠損，いわゆる3型の分岐部欠損（class 3 furcation defect）が選ばれた。この骨欠損モデルは，近遠心的には象牙質の壁があり，根尖方向には，再生の源となる組織，すなわち歯槽骨・歯根膜・セメント質が顔を出している。すなわち分岐部モデルは，限局された空間で，非常に再生しやすい環境である。同時に再生組織の計測も実施しやすい。分岐部欠

損モデルの再建でわかった興味深いことは，適切な方法によれば，骨・歯根膜・セメント質の3組織とも再生するという事実である。

最初の報告は，1994年6月にBaltimore(米)で行われた第1回国際BMP学会でなされた。南アフリカ大学のRipamontiらはサル分岐部欠損部に，遺伝子工学的に調製したBMP-7(OP-1)をIBMマトリックスと共に埋植したところ，明らかにセメント質とそれに連続した歯根膜の新生が観察された[56]。対照のBMP非投与群では再生は認められなかった。彼らの研究は歯周組織再建の道を開いた点で歯科医学の重要なブレイクスルーであると評価されてよいと思う。

Ripamontiらの報告に刺激されて，著者らの研究チームでも斎藤らはネコ犬歯の歯槽骨に，部分的水平切除手術を施し，ウシ由来精製BMP (S300画分)をコラーゲン線維膜(FCM)を担体として投与した結果，歯根膜の部分再生のみならず，歯根に沿ってセメント質と考えられる硬組織の再生を観察した[56]。さらに，翌年1996年に佐々木らはサルの大臼歯の歯根分岐部歯槽骨とセメント質，歯根膜を外科的に切除し，その後これらの組織を，BMPを使って再建することに成功した[57～59]。

図21のように歯周組織を欠損した空間に，BMPを含む部分と含まない層との2重構造をもったコラーゲン線維膜(FCM, fibrous collagen membrane)を埋植した。埋植後3ヶ月で歯根膜とセメント質が再生した。しかしBMPを含まないFCMのみでは，歯槽骨の再生はなく，BMPを含むFCMでは骨癒着を生じた。硬組織にほぼ垂直に成長したコラーゲ

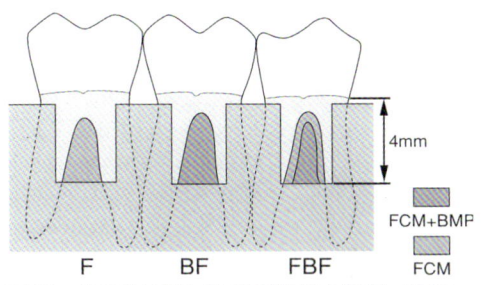

図21 歯根分岐部の歯周組織欠損の作成とBMPの投与方法

コラーゲン線維膜(FCM)のみの埋植例(F)，BMPをFCMに含浸して埋植した例(BF)およびスペーサーとして，BMP含浸FCMを設置して埋植した例(FBF)。これらのうち，FBFのみが癒着を起こさず，100％のセメント質，歯根膜，歯槽骨の再生が観察された[59]。

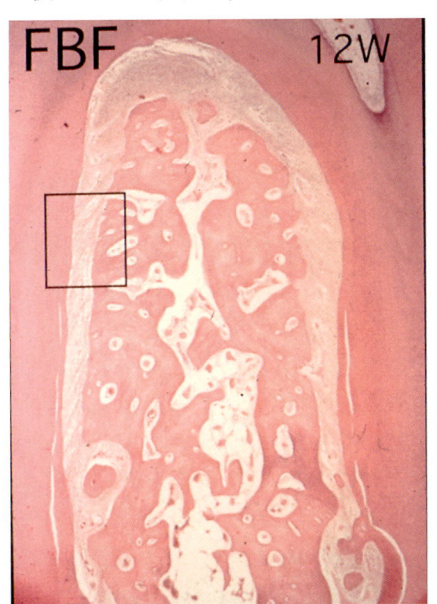

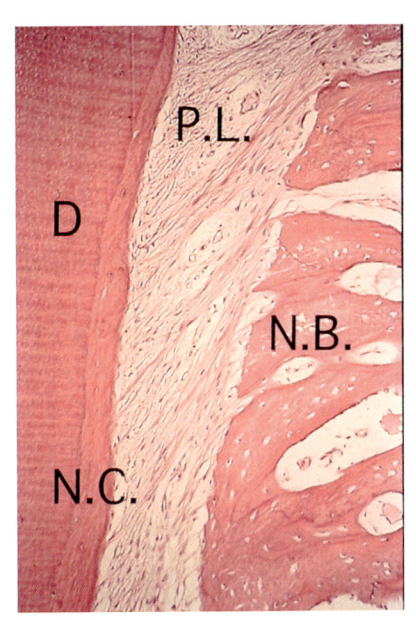

図22 S300 BMPカクテルとコラーゲン線維膜(FCM)をスペーサーとして用いでサル大臼歯の歯根膜分岐部における歯根膜，セメント質，歯槽骨の欠損部(Class III furcation)を，12週後100％再生に成功した例。

左図(分岐部欠損全体像)は歯槽骨，歯根膜，セメント質が全部再生していることを示す。左図右下には，マーカーとして記した半円径の窪みがみえ，そこにもセメント質が再生していることに注意。右図は拡大像。歯根膜コラーゲン線維(P.L., いわゆる垂直線維)が，新生した有細胞セメント質(N.C.)から発して歯槽骨(N.B.)まで連なっていることに注意[59]。

ン線維（シャーピーの線維）が成長した（図22）。

この結果は歯根面側に一層のBMPを含まないスペーサー（F層）の設置が歯根膜再生に役だったことを示している。欠損部の100％の報告は少ない。この例ではBMPを含む層（FB層）では積極的に骨形成が行われ，欠損部を骨で満たす一方F層では線維形成が先に進行し，FB層よりは遅れてBMPの効果が伝わる。その間に微小なメカニカル・ストレスも役立ち，新生コラーゲン線維が特徴ある硬組織面に垂直な配列をとり，歯根膜を形成できたものと考えられる。この際，メカニカル・ストレスが歯根膜の健全維持に必須であることは古くからよく知られている。

BMPは元来，骨でない組織に骨を作るゆえに注目されたが，既存の骨の上に骨を効率よく作るためには，細胞増殖促進能さえあれば，bFGFはもとより，どのサイトカインでも有効であると予想される。岡田，村上らのグループ[61]は，b-FGFによって分岐部の再建に成功し，加藤，川浪らのグループ[62]はPDGFによって，歯根膜，セメント質の再生増強に成功している。したがって，骨再建には，BMP以外のサイトカインも今後，考慮すべきである。実際，前述のように歯根膜細胞は，BMP-2よりも，PDGFとb-FGFに対してはるかに鋭敏な反応性（走化性）を持っている。

### 2）歯槽骨の再建

歯根分岐部以外の部位で，BMPを用いて，顎骨，歯槽骨，セメント質，歯根膜を再建しようとした実験が盛んに行われた。その結果は，骨は旺盛に形成されるが，セメント質と歯根膜の再生は顕著ではなく，まして100％再建は困難であった。その理由のひとつは，BMPによる骨生成が顕著であれば，それだけ必ず骨吸収も伴うからである。その影響は歯の側にまでおよび，セメント質，象牙質を吸収し，歯と骨が癒着を起こしてしまう。

その後も，顎骨と歯槽骨の再建法は活発に進められている。木下靱彦[63]はb-FGFを用い，田畑らが開発した酸性ゼラチンを担体としてビーグル犬での顎骨再建に成功した。しかし歯根膜とセメント質の再生に関しては，伝統的な歯周病の治療法を明らかに上回るような顕著な効率をもった再生法は開発されていない。精力的にrhBMP-2を使ったWikesjoらの最近の歯周組織再建例[64]をみても残念ながらセメント質と歯根膜はあまり再生されていない。山田了の最近の総説[65]では，遮断膜を用いた組織再生誘導（guided tissue regeneration）による歯槽骨再建への大きな期待が寄せられている。今後は，遮断膜の下に入れるべき吸収性の歯槽骨，セメント質，歯根膜の三者を同時再生させるバイオマテリアル複合体が求められている。

### 3）歯の再植における効果[66]

歯の自家移植および再植は，歯根膜が健全である限り注意深い手術によって定着することが知られている。しかし，歯根膜がある面積以上欠損しているとその部分に癒着と吸収をもたらす。そのような欠損がある場合でも，BMPやFGFなどのサイトカインを応用して再植の効率を高めることができないだろうか，われわれは数年間，このテーマに挑戦した。しかし，分岐部再建の成功から，再植の効率化まではかなりに飛躍があったようである。われわれが考えた実験系はビーグル犬の健全歯を抜去，その歯根膜とセメント質を図23のように，ベルト状（約3mm幅）に切り取り，rhBMP-2をコラーゲン膜に浸み込ませて巻きつけて再植するというものであった。その結果，セメント質と歯根膜線維の付加造成は確認されたが，象牙質の吸収と癒着という，後戻りのできない現象に遭遇した。元来，骨の形成と吸収は表裏一体として進行するのが原則である。このことは歯槽骨に関しては問題ないが，歯根象牙質という特定の形態を持つ組織に吸収は許されない。

これを防ぐための方策は何か。早急な骨芽細胞への分化・増殖による骨形成と，それに伴う吸収を避けて，むしろ自然の組織形成の促進こそが得策ではないか。このような発想転換のもとに，BMPでなく，bFGFを用い，担体も，膜でなく高濃度の（0.7％）のコラーゲン・ゲル（Kokencellgen I-PC，高研より作製）を用いたところ，比較的象牙質側の吸収も少なく再生効率が高いことがわかった。

実験は，ビーグル犬4匹を用い，上下顎から切歯を抜歯し，直ちに図23のように歯根の中央部に幅約3mmのベルト状欠損を作製し，その境界線に沿って半円形の溝を付けた。ベル

### 再生したセメント質の計測方法

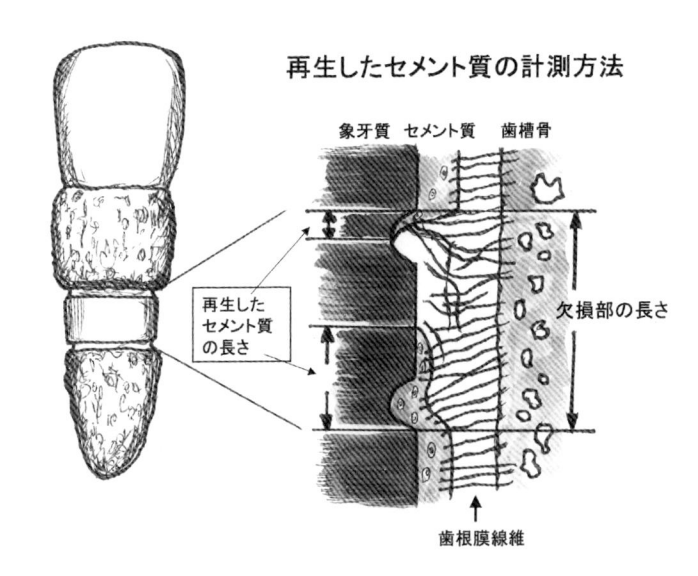

図23 歯の再植における歯根膜・セメント質の再生
　ビーグル犬の上下顎から切歯を抜歯し，図のように歯根の中央部に幅約3mmのベルト状欠損を作製し，bFGF（科研製薬）含む0.7％コラーゲン・ゲルを25マイクロリットル塗布し，同抜歯窩に再植した。8週後に組織標本からのような計測を行った結果，FGF未使用例のセメント質再生率は，平均30％であったのに対し，1マイクログラムのbFGF添加によって67％に増加した。

ト状欠損に，各々，0.1，1.0，5.0マイクログラムのbFGF（科研製薬）を含む0.7％コラーゲン・ゲルを25マイクロリットル塗布し，同抜歯窩に再植した。8週後に組織標本から図23のような計測を行った結果，bFGF未使用例のセメント質再生率は，平均30％であったのに対し，1マイクログラムのbFGF添加によって67％に増加した。すなわちこの欠損再植システム・計測法によると，1マイクログラムのbFGF添加によってセメント質再生率が2倍以上に増大することができたのである。この実験では，担体としてもっとも基本的で簡易なコラーゲン・ゲルが有効であったことは，注目に値する。人工ECMとしてのサイトカイン担体は後述のように，様々な幾何学構造を持った固体のものが開発されているが，それに加えて無定形・ゲル状担体も忘れてはならない。

#### 4) 歯肉弁剥離掻爬手術での効果

　一方，bFGFは，わが国で世界に先駆けて，2001年4月に皮膚潰瘍など外用の臨床応用の認可が得られた。当然ながら歯科応用への要請が高まってきた。この背景のもとに，大阪大学の村上伸也教授らを中心に，総合的な歯周組織再建への治験が計画・実施され予想を上回る好成績が得られた[67]。適応例には，それ自体，或る程度の治癒効果があり，長年行われ確立されている歯肉弁剥離掻爬手術（フラップ手術）が選ばれたのは賢明だった。

　今回の，フラップ手術における歯槽骨再建増強に成功したbFGF投与法をみると，担体は，3％ヒドロキシ・プロピルセルロースであり，この中に0.03，0.1，そして0.3％になるようにbFGFを溶かした溶液を投与したのである。評価は2重盲検法にしたがって客観的に行われた。レントゲン像から，垂直方向への歯槽骨の回復再生を，残存歯槽骨の高さを100％として測定した。その結果，0.3％のbFGF投与によって9ヵ月後，歯槽骨再生率が，対照（bFGFを使用しないフラップ手術例）が24％であるのに対し，59％まで上昇していると結論された。この結果はbFGFというサイトカインによって歯槽骨の回復が2倍以上高められたことであり，臨床的に十分な価値を示している。わが国が誇り得る，歯科における世界最初のサイトカインの系統的臨床成果であり，生物学的な歯科時代の幕を開いた瞬間であるといって過言ではない。

　今後の歯科領域では，現在までの技術では，十分なる解決策がないのが，顎顔面での骨の再建，とくに①口蓋破裂である。ついで，②重症歯周病，③サイナスリフト，④人工歯根の早期定着など，サイトカイン応用の待たれるものが多い。

#### 5) その他の硬組織のサイトカイン

　骨には，BMP，FGF以外にも表6のようなサイトカインが含まれる。象牙質でも同様であ

表6 骨中サイトカインの含有量

| Factor | 基質内濃度<br>(ng/g dry bone) | 50%有効濃度<br>(ng/ml) |
|---|---|---|
| IGF-I | 85–170 | 6–100 |
| IGF-II | 1260–1750 | 2–3 |
| TGF-BETA | 400–460 | 0.04–3 |
| PDGF | 50–70 | 3–100 |
| aFGF | 0.5–12 | 0.1–5 |
| bFGF | 40–80 | 0.06–5 |
| BMP s | 50? | |

(Hauschka, PV : Growth factor effects in bone. In Bone, Vol 1, hall KD ed., The Telford Press, Caldwell, New Jersey, pp 103-170, 1990.)より引用改変。

る。骨や象牙質はサイトカインの宝庫であり，遺伝子工学が発達する以前は，サイトカイン抽出の好個の素材であった。村田らは，この点に着目し患者個人の抜去歯を，その患者自身の顎骨の再建に利用するシステムを提案している（本書の第7章）。

## V．動力学要素

### 1．動力学効果研究の原点

力学要素が細胞に与える効果の実例は，ウォルフの法則に始まる。ドイツの医学者Julius Wolffは，115年前（1892年）に，骨の外形と内部の骨稜線が，その骨の力学的機能・支持力（圧縮，伸展，ズレなど）の方向に一致している現象に気づき，詳細なる研究の結果，経験的法則「ウォルフの法則」を打ち立てた。この仕事は，動力学効果が骨芽細胞の活動を刺激してマトリックスの産生をはじめ，骨形成や骨改造を促すことを見抜いたのである。100年後の現在，その分子レベルでの経路が一つ一つ追究されているわけである。圧力をかけると，培養未分化細胞が骨芽細胞に分化するという事実は，すでに1960年代にC. A. L. Bassettら[68]によって報告されている。一方，重力は普遍的にマトリックスを介して細胞を活性化していることは当然である。重力効果の方向は動物の動きによって常時変動している。この重力の効果が生体内ですべての細胞に動力学的刺激を与えていること明らかであろう。

### 2．動力学刺激負荷装置の開発

細胞が力学刺激に対してどのように反応するかを調べるためには，再現性ある力学刺激装置が必要である。ノースカロライナ大学のBanesら[69]はこのような装置を1980年代に早くも考案している。Banesらが開発・市販した装置は，底面がシリコンゴムで出来た6穴の培養皿を，底面側から周期的に（毎分3回から60回）圧力を変動させることによって細胞の伸縮をはかる自動装置である。シリコン膜にはI型コラーゲンやエラスチンのコーティング，カルボキシル基，アミノ基導入などによって細胞接着を計った。この装置はその当時としては先駆的商品であったので，日米両国で広く普及され，多くの力学的効果が証明され，多数の論文が発表された。Banesらは，Autobaric, Parabaricの概念を提案し，これによって培養細胞の力学刺激に対する応答機構（mechanotransduction）の解明を目指した。

一方，ヨーロッパではEdinburgh大学のSalterら[70]は1990年代から，比較的単純な装置，すなわちヘリウムガスを用いて0.33Hz周期（2秒間オン1秒間オフ）で小箱内の加圧するという装置を手作りし，mechanotransductionの研究を開始した。この装置を使って骨と軟骨の細胞に力学刺激を与えた際のあらゆる分子マーカーの変化を調べ上げた。

その結果，軟骨細胞における力学刺激に対する細胞内伝達は，インテグリンと関連するタンパクを含む，複合したカスケードであり，CD47，各種サイトカインのシグナル，IL-4，神経ペプチドP物質などが関与すること，その他カチオン・チャンネルの開口を証明した。また，軟骨細胞は環境条件に応じてそれ自身の力学応答性を変えうること，病的な力学環境においては分解性のサイトカインであるIL-1βを産生すると述べている。軟骨の改造と破壊の機構解明には力学応答経路が重要であるとしている。

Amsterdam自由大学のKlein-Nulendら[71]は，骨組織の動力学の伝達についてWolff法則を裏付ける分子オーダーの仮説を提案している。骨の圧力が高まると，骨細管ネットワーク圧力が高まり，細管で連絡している終末に存在するlining cellsの圧力を高める。その結果，lining cellsのプロスタグランディン産生量が増加し，骨芽細胞が活性化して増殖するという

仮説（骨細管液流動説, canalicular fluid flow hypothesis）である。Klein-Nulendらは，骨細胞特異抗体を使って鶏胚から骨細胞を分離し単層培養であるが，5Hzの周期で培地の流れによる断続的ズレ応力を掛けた。彼女らは，静水圧よりもズレ応力の方がはるかに効果的であると述べている。骨細胞は，骨芽細胞よりも力学刺激に敏感であること，そしてPGE$_2$, PGI$_2$の分泌が高まることを確認した。

培地の流れによるズレ応力を付加するのであれば，平板培養よりもTW培養の方が効果的であると考えられる。Jansenら[72]は，髪の毛より細いチタン繊維（通常，繊維径50ミクロン）から成る不織布（Titanium web, TWと略す）を細胞支持体とし，ラット骨髄由来の骨芽細胞に，培地の流れによるズレ応力を掛けたところ，石灰化の促進を含む分化の昂進があったとしている。さらに前田ら[73]は，TWを用いた旋回培養システムを開発し，ラット由来の骨芽細胞を効率よく分化させることが出来た。いずれも，気孔率約87%で，しかも機械的強度抜群という，この新しい人工ECMTWの特性を生かした興味深い実験と云えよう。

新潟大学の川島ら[74]は，従来の力学応答の実験系では，すべて未分化の前駆細胞に欠けている事に着目した。その点を克服するために，マウスの頭蓋冠縫合部の器官培養系を用いて伸展力の効果を *in situ* hybridizationで詳細に検討した。張力刺激3時間後に，まず，線維芽細胞様細胞(FB)にBMP-4が発現，6時間後には，これら細胞が前骨芽細胞(POB)になると同時にCbfa1が発現することを明らかにした。BMP-4のプロモーター領域には，shear stress応答部位があるので，BMP-4の発現は力学応答一般に共通して働く可能性がある。

**【軟骨形成を目指した力学的人工ECM】**

現在このシステムで再生が求められている重要な組織は軟骨である。軟骨細胞は，培養系で分化，増殖しにくい細胞であるが，コラーゲン・ゲル培養が可能であることが見出されて以来，マトリックス培養と，さらに力学装置の組み合わせた人工ECM系が緊急に求められている。

ハーバード大学Brigham&Women's HospitalのS.Mizuno博士ら[75]は独自の理論に立脚して静水圧加圧装置を開発した。軟骨細胞は，典型的3次元人工ECMであるハニカムコラーゲンの枠内で育成した。現在，臨床応用にまで進んでいる。

大阪大学の中田博士ら[76]は，軟骨細胞をコラーゲンスポンジの中に閉じ込め，周期的加圧のみならず，同時にズレ応力を付加できる装置（繰り返し加重負荷刺激培養装置）を開発した。これによって実際の関節軟骨での負荷に，より近い刺激を細胞に与えうると考えられる。現在，軟骨のremodelingの前駆段階の特徴であるMMP-1, MMP-3, TIMP-1のmRNA, MMP-2の活性上昇を確認している。今後の軟骨形成過程が期待される。

以上いくつかの動力学的効果に関する報告を通覧したが，さらに多種類の力学負荷装置が開発され市販されるようになった。人工ECMの幾何学的構造と動力学装置を組み合わせた理想的な装置によって軟骨などを効率よく再生する技術が完成し，患者に役立つのも間近であろう。

## 3. 細胞の力学刺激に対する反応の背後にある分子的メカニズムの説明

この説明に関しては，①まずインテグリン経由のカスケードが上げられる。単一のカスケードでないことはたしかである。②カチオン・チャンネルの開閉[77] ③骨の場合には骨細管液の流動と圧力上昇によるプロスタグランディン産生であるとすれば，インテグリン以外の経路もあり得る。いずれの説明にしても④細胞骨格の関与は否定できない。インテグリン経由，もっとも可能性の高い既知の情報伝達ルートは，インテグリン→接着斑・低分子G蛋白→アクチンフィラメント・中間径フィラメント・微小管も再構成→特異的・非特異的細胞伝達因子活性化→転写因子の活性化→特異タンパク合成　などである。この点について，Ingberら[78〜80]は，tensegrity（張力統合説と仮に翻訳）なる興味深い理論を提案し，これが統一的に関連現象を説明し易いと述べているので紹介する。

**【Tensegrityとは何か】**

Tensegrityとは建築家R. Buckminster Fuller (1961)によって提案された新しい建築学的構造支持のコンセプトである。古来，建築学的構

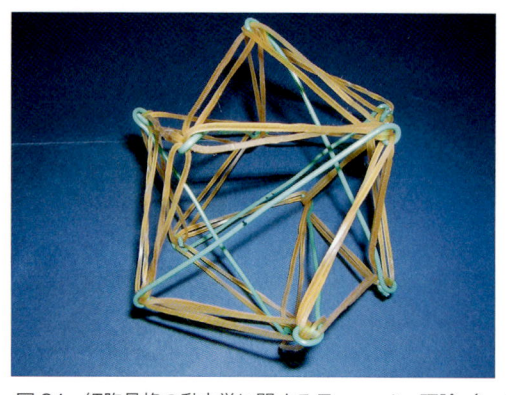

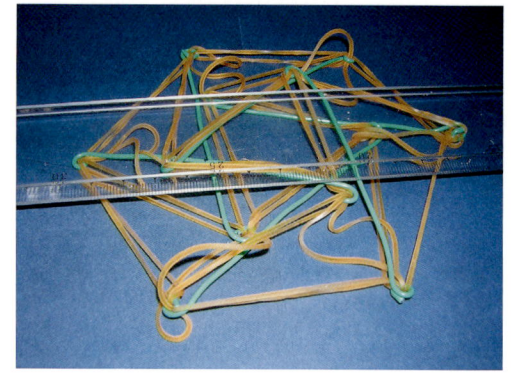

図24 細胞骨格の動力学に関するTensegrity理論（Ingber）を示す最も簡単な基本単位のモデル（久保木，2006）
この単位からされに複雑な構造を作ることが出来る。

　長さ10cmの6本の針金と，16本の輪ゴムから構成され，20面体型をなす。一部の変形が全体に伝わる特徴を持つ。左は立体。右は定規で押しつぶした形。定規を除くと左に戻る。輪ゴムにかかっている内在張力（pre-stress）と，針金が輪ゴムから受ける圧縮力によって形を支えている。細胞内では，アクチンフィラメント，中間径線維が張力を発揮し，微小管が圧縮力に対抗して，細胞の形を構成する。幾何学的環境がかわり，動力学的刺激が細胞に加わると，細胞骨格が大幅に再編成され，その結果，細胞が活性化されるでことが理解される。
　Tensegrityのコンセプトと細胞内骨格の類似性に注目したIngberは，詳細な検討を加えこのモデルによって細胞骨格の動態を統一的に説明できるとしている。
　当然ながら細胞が，3次元的な人工ECMにおかれたとき細胞骨格は，平板とは異なった配置をもつ。一つの3D環境から，他の3D環境に移行するとき，細胞骨格の再配置が起きる。また細胞に加わる重力は，その方向性ばかりでなく，大きさが変われば，再配置が起きる。立体培養装置の開発意義は，細胞骨格の動態を，生体内に一歩近づけることにある。その際の細胞骨格の働きを説明するのに広く役立つコンセプトである。

造は，主として「連続的な圧縮応力」を利用して支持されてきたのに対し，「連続的な張力」あるいは「張力統括（tensional integrity）」によって支持するというものである。実際の構造は，彫刻家Kenneth Snelson（Snelson, 1996）によって実体化されるが，基本的モデルは誰でも試作することができる。基本的には二つの構成要素：圧縮に対応する梁，とバネ状の紐から成る。図24に，長さ10cmの針金と，市販の「輪ゴム」を用いて製作した最も簡単なモデルを示す。

## VI. 硬組織再建の基本方策：
## 　　5大要素の統合

【はじめに】
　動物には失われた組織を再生する能力が，程度の差はあれ備わっている。もちろんヤモリのように明らかな例は希であるが，高等動物の体も，常時，小規模な再生と修復が行われている。最も硬い組織，エナメル質は再生しないと思われているが，表層下の部分的脱灰層は，唾液ミネラルを利用して再石灰化する。象牙質も内側から修復象牙質が作られる。骨，軟骨，軟組織は，もちろん再生の潜在力をもっている。我々に出来ることは，その仕組みを理解し，それを手助けするだけである。
　従来は，欠損の再建を目ざす治療は経験則に基づいてなされてきた。本書の目的は，現時点までの貴重な実験結果と経験を，可能な限り取りまとめて考察し，信頼できる基本方針と一般原理を樹立する長い道程への挑戦である。
　これまでの考察により，問題を一言でいえば，5大要素を如何に組み合わせるかであり，その解決策も，一言で言えば，硬組織再建の基本方策は，細胞に「足場」と「栄養」と「刺激」を与え組織形成を促し，動力学刺激で成長維持するということになる。以下，個々の問題をもう少し具体的に考察する。

### 1．細胞の確保：
　　局所での現地調達か，外部からの供給か

　1965年以来のUristの発見を端緒とするBMP異所骨再生形成が，我々に教えてくれたことの核心は，皮下，筋肉などにも，軟骨細胞，骨芽細胞に分化しうる細胞群が得られるという事実であった。当時，未分化間葉細胞，(Hugginsらの初期論文では単に線維芽細胞としている）と呼ばれたこの細胞群は，現在では，組織（成人あるいは体性）幹細胞と呼ばれている。

その後，胚性幹細胞（万能細胞）の可能性に注目が集まり，期待が大きいが，それだけに未知の問題も大きい。局所で自然に用意されている「組織幹細胞」で間に合うのであれば，それを活用し，5大要素の残りの4要素を工夫するほうが，得策であろう。組織幹細胞も，骨髄，脂肪組織から得られるようになった。いずれにしても，細胞を治療目的で体内に移植するには，骨髄などのようにそのまま用いる場合もあるが，一旦，細胞を大量に増殖させてから用いられるので，培養の技術の進歩に大きく依存している。

## 2. 自己培養細胞の移植方法

この自己細胞の利用，特に培養して数を増やしてから患者に還元するという方法は，現在，組織工学，再生医療を特徴付ける根幹の技術になっている。その際，大量の細胞を，どのようにして組織内に定着させ，迅速な組織形成に役立てるかが課題になる。そこでは，5大要素の一つ一つへの考察と統合が必要である。当然ながら，細胞への栄養供給と血管（第3要素），それを可能にするための人工ECM（第2要素）が計画されねばならない。また，細胞を効率よく増やすためには，FGFなどのサイトカイン（第4要素，制御因子）や，必要に応じて，既に述べた動力学装置が利用される。細胞の導入法には次のような種類がある。

①単独移植は，細胞の懸濁液をそのまま用いる，骨髄移植などの血液系細胞の導入である。しかし，他の組織に用いるには，即時分散を防ぐために，コラーゲンなどのゲル状物質で保護するか，また，シート状にして扱いやすくして埋植する場合が多い。この段階では，既にマトリックスを利用している。ここでのマトリックスは，自己マトリックスと人工ECMに分けられよう。

②細胞と自己マトリックスとの複合体の移植：自己マトリックスの利用は，人工物質を用いない点で自然な方法といえよう。細胞シートなどの様に細胞自らが産生したマトリックスあるいは自己マトリックスと複合して複合体として埋植する方法である。東京女子医大学の岡野ら[81]は，疎水・親水性に変わりうる温度感受性ポリマー（N-isopropyl acrylamide）を表面に特殊固定した培養ディシュを利用すると，細胞の相互接着を保持したまま，シート状に剥離できることを見出した（シート工学）。人工支持体なしで細胞をシートのにして利用できる「シート工学」は，皮膚，角膜，歯根膜，心筋など多くの細胞に応用され，臨床応用も急速に進められている。また，慶応大学の福田らは，フィブリンを敷いたディッシュの上に，心筋細胞を培養し，拍動性のある移植用シートの作製に成功している。

③細胞と人工マトリックスとの複合体の移植：この手法は組織工学，再生医療の特徴をなすもので，Vacantiらが，耳軟骨様の構造物を，動物の背中に連結して，注目を集めることから始まった。その後多種多様の人工ECMと細胞を組み合わせて，数多くの組織形成が報告されている。硬組織に関しては，生体内非分解性の人工ECMを用いるとは限らない。代表的な例として，産業総合技術研究所の大串ら[82,83]は，ヒドロキシアパタイト（生体内非分解性）やβ-TCP（生体内分解性）などから出来た多孔性セラミックス，あるいはPLGA（ポリ乳酸-グルタル酸共重合体，生体内分解性）などの人工ECMの上に骨髄由来の自家骨芽細胞を播種し，培養後，ある程度の骨あるいは軟骨が形成された後，患者の関節に置換するという最も組織工学・再生医学らしい手法を進め，臨床的実績を挙げている。

## 3. 人工マトリックスの利用法

人工ECMとは何か，については前の項でも解説し，詳しくは第3章で検討するが，要約すると従来のバイオマテリアルの中で，「細胞に接して組織形成への機能を発揮するもの」である。先ず，特定の細胞培養，組織再建に人工ECMを用いるべきか否か，の問題がある。利用する場合，どのような人工ECMが最適か，が考察されるべきである。人工ECMの使用法こそは，基礎研究者，臨床家に与えられる最大の課題の一つといえよう。しかしながら，人工ECMを利用しないことも，一つの方策であることを忘れてはならない。たとえば，Dredging法と呼ばれる方法であるが，欠損部を修復するために，欠損部の底部をさらに，堀下げる（drege浚渫する）処置が有効であるこ

とが経験的に知られている。この事実は，5大要素説で解釈すれば，幹細胞，未分化細胞を動員し，サイトカイン，血管を呼び寄せる効果があると考えられる。古川武光らは，この方法によって軟骨の欠損部を再建に応用している。すなわち軟骨下の骨層まで"dredge"した場合は，軟骨のみの欠損よりも，良好な軟骨が再建されることを示したのならず，形成された軟骨を詳しく分析して報告している[87]。軟骨の再建法に決め手を欠いている現在，自然の治癒力を巧みに利用したこのdredge法は，詳しく検討し再評価されるべきであろう。

## 4. 埋入物質に対する生体の反応論

消化管，呼吸器，生殖器，皮膚などから生体内に入った異物や微生物に対する生体の反応は，従来，生体防御論として免疫学で扱われてきた。ところが最近のように人工臓器の利用が盛んになり，さまざまなマクロ，ミクロさらにはナノオーダーの大きさをもつ固体物質が生体内に人為的に埋入される時代になると生体防御論や，免疫学のわくを越えた内容が主題となってきた。

免疫が，自己ならびに外来の物質，微生物，細胞（ミクロな固体，または可溶性であることが多い）宿主の細胞の反応であるに対して，再生医療・人工臓器学における生体反応論は，マクロな固体が生体に埋入された場合の細胞の反応であり，その埋入物質を生体と調和させたいという技術的な目的を含んでいる点が異なっている。

表7 人工ECMの属性と機能[84,85]

| 属性 | 機能 |
|---|---|
| 1. 物理的 | 細胞，組織，器官そして個体の機械的支持。 |
| 2. 化学的 | 静電結合，疎水結合などによる非特異的な細胞との反応，生体分子の支持，貯蔵，供給。 |
| 3. 生化学的 | 細胞表層分子間との特異的・非特異的反応接着分子機能，情報分子（サイトカインなど）の伝達，貯蔵，輸送，ホメオスタシス機能。 |
| 4. 幾何学的 | 細胞の形を規制。細胞と組織の方向性を持った成長と分化の誘導。 |

このように主としてマクロな（食作用の対象にならない程度に大きい）生体内埋入物質に対する生体の反応論が，人工臓器では問題になる。生体組織内に埋入されたマクロな固体またはゲル状の物質に対する生体の反応には，次の8種が考えられる（硬組織再建の原理，1989年版[86]による）。

<組織内埋植物の生体反応の種類>
 (1) 拒絶反応（Rejection）
 (2) 被包化（Encapsulation）
 (3) 血栓形成（Thrombogenesis）
 (4) 石灰化（Ectopic calcification）
 (5) 接着（Contact）
 (6) 結合（Connection）
 (7) 吸収・置換（Resorption/remodeling）
 (8) 細胞の増殖と分化と組織形成（Growth, differentiation and tissue formation）

このうち，(1)〜(4)は生体にとってどちらかと言えば好ましくない物質に対する反応であり，(5)〜(8)は友好的反応といえる。これらの個々の生体反応が，人工ECMの諸性質といかに関わるかの考察は，人工ECMの選択上重要である。その議論は，本書第1章「硬組織再建の原理」，および第3章「人工ECMの幾何学」（とくに第3章表1および2）のなかで検討されているので，ここでは，人工マトリックスの「4大属性と機能」の表（表7）を再度引用し，これらの各機能が，人工ECMの選択に役立つことを指摘するにとどめる。

## 5. 栄養供給系（血管）をいかにして確保するか

血管からの栄養分の組織内拡散が可能な距離は，血管の大きさにもよるが，およそ1mm程度といわれている。血管の存在，あるいは血管再生の可能性の無いところに骨は形成されない。局所において積極的に血管を作るには，血管を誘導するサイトカインまたは制御因子，すなわちHGF，bFGFなどを用いる方法があり，もう一方では，血管を誘導しやすいような人工ECMを用いる方法とがある。後者に関しては，最近，血管誘導幾何構造（vasculature-inducing geometry）を備えた人工ECMが開発された。この幾何構造は，元来顆粒状，あるいは，ブロック状のセラミックスを骨填剤として使う場合に，セラミックス内部の，貫通性のポアが重

要であろうという議論から始まった。我々は、ブロック状アパタイトの中の設けた内部貫通性のポアの内径を系統的に比較した結果、骨形成の最適ポアサイズは300〜400ミクロンであることを突き止め、さらに直線的なトンネルを持ったハニカム状セラミックが、血管を急速に導くことを示した。一連の実験結果から、内径300ミクロン程度の直線的なトンネル構造は、血管誘導幾何構造（vasculature-inducing geometry）をもち、骨形成に先立って血管を導くという概念にいたった。これらについては第3章の人工ECMの幾何学で詳細に検討する。

## 6. 制御因子（サイトカイン）と動力学要素の利用

サイトカインの利用については、すでにBMPとFGFの比較論で述べたように、再生医療への応用には、その担体の利用が決め手の一つになる。BMP, FGF以外のサイトカインの担体においても、DDS（薬剤投与システム）であるばかりでなく、人工ECMとして細胞の支持体として機能することが予想される。

一方、細胞に対する動力学付加装置が、急速に開発されつつある。各種の動力学付加装置で培養した細胞がいかなる特性を持つかは、現在研究が始まったばかりである。その解釈にはtensegrity理論が、役立ち、特定細胞を増やすための最適の動力学刺激が、今後確立されるであろう。たとえば、軟骨細胞を3次元の人工ECMと共に培養し、その上で動力学刺激を与えることで目標の軟骨組織を体外で作り出し、軟骨欠損の修復に役立たせる試みが進行中である。ただし、臨床に役立つまでには、細部の条件の確立が必要である。一方、再建された骨、あるいは再建中の骨に対する動力学刺激の効果は、整形外科はもちろん、歯科インプラントの場合にも認められ実行されている。

## 参考文献

1) 小守 壽文：骨・軟骨形成の分子メカニズム、細胞工学、24：670-675, 2005.
2) 山口 朗：骨芽細胞の分化・骨形成調節機構、日本臨床、62（Sp.2）：47-51, 2004.
3) 藤沢 隆一、久保木 芳徳：骨の無機成分."骨と軟骨のバイオロジー"（藤井 克之ら編）、金原出版、東京、30-31, 2002.
4) 久保木 芳徳、藤沢 隆一：骨基質の生化学."骨と軟骨のバイオロジー"（藤井 克之ら編）、金原出版、東京、22-29, 2002.
5) 藤沢 隆一：コラーゲン．日本臨床、62（S2）：131-135, 2004.
6) Rossert, J.A., et al.: Identification of a minimal sequence of the mouse pro-a1 (I) collagen promoter that confers high-level osteoblast expression in transgenic mice and that binds a protein selectively present in osteoblasts, Proc. Natl. Acad. Sci. U.S.A., 93; 1027-1031, 1996.
7) Kern, B., et : Cbfa1 contributes to the osteoblast-specific expression of type I collagen genes, J.Biol.Chem., 276; 7101-7107, 2001.
8) Kuboki, Y., Takagi, T., Shimokawa, H., et al.: Location of an intermolecular cross-link in bovine bone collagen. Calcif., Tissue Res., 9: 107-114, 1981.
9) Kuboki, Y., Tsuzaki, M., Sasaki, S., et al.: Location of the intermolecular cross-links in bovine dentin collagen. Biochem. Biophys. Res. Commun. 102: 119-126, 1984.
10) 斎藤 充：コラーゲン架橋、The Bone, 21（1）：53-58, 2007.
11) Saito M, Fujii K, Soshi S et al: Reductions in degree of mineralization and enzymatic collagen cross-links and increases in glycation induced pentosidine in the femoral neck cortex in cases of femoral neck fracture, Osteoporos Int., 17: 986-995, 2006.
12) Saito M, Fujii K, Mori Y, et al: Role of collagen enzymatic and glycation induced cross-links as a determinant of bone quality in the spontaneously diabetic WBN/Kob rats. Osteoporos Int, 2006, in press,
13) Saito M, Fujii K, Marumo K: Degree of mineralization-related collagen crosslinking in the femoral neck cancellous bone in cases of hip fracture and controls, Calcif. Tissue Int., 2006, in press
14) 楠美 智巳：オステオカルシン／骨Gla蛋白（BGP）、日本臨床、62（Sp.2）：136-140, 2004.
15) Hauschka, P.V.: Osteocalcin and its functional domains. In "The chemistry and biology of mineralized tissues" (ed. By Butler W.T.), Ebsco Media, Birmingham Al., pp.149-158, 1985.
16) Lian, J.B., Stein, J.L., Stein, G.S., van Wijnen, A.J., Montecino, M., Javed, A., Gutierrez, S., Shen, J., Zaidi, S., Drissi, H.Runx2/Cbfa1 functions: Diverse regulation of gene transcription by chromatin remodeling and co-regulatory protein interactions, Connect. Tissue Res., 44 (Sp.1): 141-148, 2003.
17) Ducy, P.et al.: Increased bone formation in osteocalcin-deficient mice, Nature, 382: 448-452, 1996.
18) Luo, G., Ducy, P., McKee, M.D.et al.:

Spontaneous calcification of arteries and cartilage in mice lacking matrix Gla protein, Nature, 386：78-81, 1997.
19) Fisher, L.W.et al.：Flexible structures of SIBLING proteins, bone sialoprotein, and osteopontin.Biochem.Biophys, Res. Commun., 280：460-465, 2001.
20) Fisher, L.W., Fedarko, N.S.：Six genes expressed in bones and teeth encode the current members of the SIBLING family of proteins.Connect, Tissue Res., 44（Sp.1）：33-40, 2003.
21) Butler, W.T.：Structural and functional domains of osteopontin, Annals New York Acad.Sci., 760：6-11, 1995.
22) 鈴木　恵子：オステオポンチン, 日本臨床　62（Sp.2）：145-149, 2004.
23) Ishijima, M., et al.：Resistance to unloading-induced three-dimensional bone loss in osteopontin-deficient mice, J.Bone Miner.Res., 17：661-667, 2002.
24) Cantor, H.：The role of Eta-1/osteopontin in the pathogenesis of immunological disorders, Annals New York Acad.Sci., 760：143-150, 1995.
25) 藤田　隆司：骨シアロ蛋白, 日本臨床, 62（Sp.2）：141-144, 2004.
26) Fujisawa, R., Nodasaka, Y., Kuboki, Y.：Further characterization of interaction between bone sialoprotein (BSP) and collagen, Calcif.Tissue Int., 56：140-144, 1995.
27) Tye, C.E., Singh, G., Litvinova, O.V., et al.：Role of the poly (Glu) sequences of bone sialoprotein in the nucleation of hydroxyapatite. In "8 th international conference on the chemistry and biology of mineralized tissues" (ed.by Sodek, J.), University of Tronto, Canada, 132-134, 2004.
28) He, G., Dahl, T., Veis, A., George, A.：Dentin matrix protein 1 initiates hydroxyapatite formation in vitro, Connect. Tissue Res., 44（sp.1）：240-245, 2003.
29) Ye, L, Huang, H., Lu, Y., Bonewald, L., et al.：Dentin matrix protein 1 (DMP1) is essential for normal development of both endochondral and intramembranous bone during craniofacial development.In "8 th international conference on the chemistry and biology of mineralized tissues" (ed.by Sodek, J.), University of Tronto, Canada, 204-207, 2004.
30) Butler, W.T., Brunn, J.C., Qin, C.：Dentin extracellular matrix (ECM) proteins：contrib.ution to dynamics of dentinogenesis.Connect, Tissue Res., 44（sp.1）：171-178, 2003.
31) Kuboki, Y., Fujisawa, R., Aoyama, K., et al.：Calcium-specific precipitation of dentin phosphoprotein：a new method of purification and the significance for the mechanism of calcification, J.Dent.Res., 58：1926-1932, 1979.
32) Fujisawa, R., Zhou, H.Y.and Kuboki, Y.：In vitro and in vivo association of dentin phosphophoryn with a1CB6 peptide of type I collagen.Connect, Tissue Res.31：1-10, 1994.
33) Xiao, S., Yu, C., Chou, X.et al.：Dentinogenesis imperfecta 1 with or without progressive hearing loss is associated with distinct mutation in DSPP, Nature Genet., 27：201-204, 2001.
34) Huq, N.L., Cross, K.J., Ung, M., et al.：A review of protein structure and gene organisation for proteins associated with mineralised tissue and calcium phosphate stabilisation encoded on human chromosome 4, Archs.Oral Biol., 50：599-609, 2005.
35) 藤沢　隆一：プロテオグリカン, 日本臨床, 62（Sp.2）：150-154, 2004.
36) Xu, T.et al.：Targeted disruption of the biglycan gene leads to an osteoporosis-like phenotype in mice, Nature Genet., 20：78-82, 1998.
37) Margolis, H.C., Beniash, E., Fowler, C.E.：Role of macromolecular assembly of enamel matrix proteins in enamel formation, J.Dent. Res., 85：775-793, 2006.
38) Asahara T, Murohara T, Sullivan A et al.Isolation of putative progenitor endothelial cells for angiogenesis, Science, 275：964-967, 1997.
39) Kuboki, Y., Saito, T., Murata, M., Takita, H., et al.；Geometrical factors of matrices for cell-differentiation, Connect. Tissue Res., 32：219-226, 1995.
40) Seeherman H, Wozney J, Li R：Bone morphogenetic protein delivery systems, Spine, 27：S16-S23, 2002.
41) Jin, Q.M., Takita, H., Kohgo, T., et al.：Effects of geometry of hydroxyapatite as a cell substratum, J.Biomed.Mater. Res., 51：491-499, 200.
42) Tsuruga, E., Takita, H., Itoh, H., et al.：Pore size of porous hydroxyapatite as the cell-substratum controls BMP-induced osteogenesis, J.Biochem., 121：317-324, 1997.
43) Kuboki, Y., Jin, Q.M., Takita, H.：Geometry of carriers controlling phenotype expression in BMP-induced osteogenesis and chondrogenesis, J.Bone Joint Surg., 83-A：105-114, 2001.
44) Kuboki, Y., Takita, H., Mizuno, M., et al.：Geometry of artificial extracellular matrices：a new paradigm from dental tissue engineering, Dentistry in Japan, 37：42-50, 2001.
45) Bassett C A L, Herrmann I.：Influence of oxygen concentration and mechanical factors on differentiation of connective tissues in vitro, Nature, 190：460-461, 1961.
46) Takita, H., Tsuruga, E., Ono, I., et

al. : Enhancement by bFGF of osteogenesis induced by rhBMP-2 in rats, Eur.J.Oral Sci., 105 : 588-592, 1997.
47) Takita, H., Kikuchi, M., Sato, Y., et al. : Inhibition of BMP-induced ectopic bone formation by an antiangiogenic agent (epigallocatechin 3-gallate), Connect.Tissue Res., 43 : 520-523, 2002.
48) Sun S, Schiller J H : Angiogenesis inhibitors in the treatment of lung cancer, Crit.Rev. Oncol.Hematol., 62 : 93-104, 2007.
49) Rosen L S : VEGF-treated therapy : therapeutic potential and recent advances, Oncologist, 10 : 382-391, 2005.
50) Urist MR : Bone : formation by autoinduction, Science, 150 : 893-899, 1965.
51) Gospodarowicz D. : Localization of fibroblast growth factor and its effect alone and with hydrocortisone on 3T3 cell growth, Nature, 249 : 123, 1973.
52) 宮沢 恵二, 横手 幸太郎, 宮園 浩平：細胞増殖因子のバイオロジー, 羊土社, 東京, 2001.
53) Kawabata M, Miyazono K : Bone morphogenetic proteins : In Skeletal growth factors (Canalis E ed.) Lippincott Williams & Wilkins, Philadelphia, 269-290, 2000.
54) Seki K, Hata A. : Indian hedgehog gene is a target of the bone morphogenetic protein signaling pathway, J.Biol.Chem., 279, 18544-18549, 2004.
55) Ukegawa T, Takita H, Uno K, Sato N, Ueda Y, Ohata N, Mizuno M, Kuboki Y : Chemotactic response of periodontal ligament cells toward rhBMP-2, J.Hard Tissue Biology, 10, 108-115, 2001.
56) Ripamonti U, Reddi AH : Tissue engineering, morphogenesis, and regeneration of the periodontal tissues by bone morphogenetic proteins, Crit.Rev. Oral.Biol.Med., 8 : 154-167, 1997.
57) 斉藤 彰, 加藤 熙, 久保木 芳徳：Bone morphogenetic protein (BMP) による水平性骨欠損部の再生療法の研究, 日本歯周病学会誌, 36, 810-822, 1994.
58) 佐々木 勝, 加藤 熙, 久保木 芳徳：Bone morphogenetic protein (BMP) による歯周組織の再生療法に関する研究 — サル根分岐部骨欠損にコラーゲン膜をスペーサーとして用いる方法について, 日本歯周病学会誌, 38, 428-446, 1996.
59) Kuboki Y, Sasaki M, Saito S, et al. : Regeneration of periodontal ligament and cementum by BMP-applied tissue engineering, Eur.J.Oral.Sci., 106 (Suppl.1) 197-203, 1998.
60) 久保木 芳徳：歯と歯周組織の再生, 遺伝子医学, 6 : 400-408, 2002.
61) Murakami S, Takayama S, Ikezawa K, et al. : Regenera tion of periodontal tissues by basic fibroblast growth factor, J.Periodont Res., 34, 425-430, 1999.
62) 二宮 昭, 岩並 知敏, 加藤 熙：再植歯にPlatelet-Derived Growth Factor (PDGF) を応用した場合の組織反応, 日本歯周病学会誌, 40 : 431-442, 1998.
63) 木下 靭彦：顎骨の再生, (筏義人編 再生医工学), 化学同人, 東京, 138-144, 2001.
64) Wikesjo UM, Sorensen RG : J.Bone.Joint. Surg.Am.83A.Suppl 1 (Pt 2) : S136-145, 2001.
65) 山田 了：歯周組織の再生, (筏義人編 再生医工学), 化学同人, 東京, 129-136, 2001.
66) Sato Y, Kikuchi M, Ohata N, et al. : .Enhanced cementum formation in experimentally induced cementum defects of the root surface with the application of recombinant basic fibroblast growth factor in collagen gel in vivo, J.Periodontol. Feb., ; 75 (2) : 243-8, 2004.
67) 村上 伸也, 中島 啓介, 小鷲 悠典, 他：KCB-1D (FGF-2) 歯周組織再生試験（第Ⅱ相）その1- 有効性の評価 -, 日本歯周病学会誌, 46 : 89, 2004.
68) Basse tt, C.and Herrmann, I. : Influence of oxygen concentration and mechanical factors on differentiation of connective tissue in vitro, Nature.190 : 460-461, 1961.
69) Banes AJ, Gilbert J, Taylor D, et al. : A new vacuum-operated stress-providing instrument that applies static or variable duration cyclic tension or compression to cells in vitro, J.Cell.Sci., 75 : 35-42, 1985.
70) Orazizadeh M, Cartlidge C, Wright MO, et al. : Mechanical responses and integrin associated protein expression by human ankle chondrocytes, Biorheology, ;43 (3-4) : 249-258, 2006.
71) Burger EH, Klein-Nulend J : Responses of bone cells to biomechanical forces in vitro, Adv.Dent.Res., 13 : 93-98, 1999.
72) Sikavitsas VI, Bancroft GN, Holtorf HL, et al : Mineralized matrix deposition by marrow stromal osteoblasts in 3D perfusion culture increases with increasing fluid shear forces, Proc.Natl.Acad.Sci.U.S.A., 100 : 14683-14688, 2003.
73) 前田 雅彦, 広瀬 志弘, 大串 始, 他：チタン製3次元培養担体を用いた間葉系細胞による骨再生, 再生医療, (6) 増刊号, 291, 2007.
74) Ikegami M, Ishibashi O, Yoshikawa T, et al. : Tensile stress induces bone morphogenetic protein 4 in preosteoblastic and fibroblastic cells, which later differentiate into osteoblasts leading to osteogenesis in the mouse calvariae in organ culture, J.Bone Mineral Res., 16 : 24-32, 2001.
75) Mizuno S., Watanabe S., Takagi T. : Hydrostatic pressure promotes cellularity and proliferation on human fibroblasts in a three-dimensional collagen gel/sponge, Biochem.Eng.J., 20 203-208, 2004.
76) Muroi Y, Kakubo K, Nakata K : Effects of compressive loading on human TMJ synovium-derived cells, K.J.ent.Res., 2007 in press.

77) Kanzaki M, Nagasawa M, Kojima I, et al. : Molecular identification of a eukaryotic, stretch-activated nonselective cation channel, Science, 285(5429) : 882-886, 1999.
78) Ingber DE : Tensegrity I. Cell structure and hierachical systems biology, J. Cell Science., 116 : 1157-1173, 2003.
79) Ingber DE : Tensegrity Ⅱ. How structural networks influence cellular information processing networks, J. Cell Science., 116 : 1397-1408, 2003.
80) Ingber DE, Heidemann SR, Lamoureux P, et al. : Controversies in physiology, Opposing view on tensegrity as a structural framework for understanding cell mechanics, J. Appl. Physiol., 9 : 1663-1678, 2000.
81) Y. Akiyama, A. Kikuchi, M. Yamato et al. : "Ultrathin poly (N-isopropylacrylamide) grafted layer on polystyrene surfaces for cell adhesion/ detachment control", Langmuir, 20 : 5506-5511, 2004.
82) Ohgushi H, Kotobuki N, Funaoka H, et al. : Tissue engineered ceramic artificial joint--ex vivo osteogenic differentiation of patient mesenchymal cells on total ankle joints for treatment of osteoarthritis, Biomaterials, Aug., ; 26 (22) : 4654-61. Epub , Jan 8, 2005 .
83) 大串 始：骨の再生医学, 腎と骨代謝, 19：(4), 291-296, 2006
84) 久保木 芳徳, 滝田 裕子, 吉本 良太, 他：人工細胞外マトリックスの幾何学, ティシュエンジニアリング, 田畑 泰彦, 岡野 光夫, 編集, 日本医学館, 東京, 24-33, 2006.
85) 久保木 芳徳, 郁 小兵, 滝田 裕子, 他：人工細胞外マトリックスの幾何学の統一原理, 再生医療, 3：20-30, 2006.
86) 久保木 芳徳, 藤沢 隆一, 水野 守道："硬組織再建の原理", 文部省大学教育改善経費による出版物（北海道大学）, 札幌, 1989.
87) Furukawa T, Eyre DR, Koide SB, et al. : Biochemical studies on repair cartilage resurfacing experimental defects in the rabbit knee, J. Bone Joint Surgery, 62-A : 79-89, 1980.

# 第3章 人工ECMの幾何学

## I. はじめに：
## 人工ECMとその幾何学とは何か

著者らは2001年以来,「人工細胞外マトリックス（以下人工ECM）の幾何学」という新しい概念を提唱してきた。その主な理由は,今日,急速に成長しつつある再生医療・組織工学の分野には,この概念の導入が是非必要であり,それによって多くの事象が整理され,統一化できると考えたからである。すでに,英文[1～6]と和文[7～10]で,いくつかの発表をしてきたので重複するところもあるが,本書では,これまでの発表を敷衍しつつ,人工ECM全般と,その幾何学の最近のトピックスも通覧する。とくに,最近の重要な傾向である人工ECMと動力学的要素との結合を議論した。

「人工ECMとその幾何学」の概念の骨子は次のように要約される。医学の進歩と共に,様々な人工物の体内埋植を通して治療する機会が増え,それらはバイオマテリアルと呼ばれてきた。しかしながら,「それらが細胞にとってECMとしてみなされる」ことに気付くまでには,ECMの科学の進歩と成熟を待たねばならなかった。我々はこの点に着目し,細胞機能に直接関わる材料を「人工ECM」と呼ぶことを提唱し,それらの属性と機能を物理,化学,生化学,そして幾何学的側面の4項目に分類した。すると,幾何学的側面は,天然のECMに見られない特徴を発揮できることがわかった。そのため,あらゆる人工ECMの幾何学を10種類に分類した。その結果に基づき多数の人工ECMの効率を検討した結果,少なくとも骨,軟骨,血管などの組織は,人工ECMによって作られる最適な空間（optimal spaces）が,与えられるとき最も効率よく組織を形成するという結論に達した（最適空間理論）。最適空間理論は,3次元細胞培養や,テンスグリティー理論に見られるように細胞生物学上の汎用性があるばかりでなく,臨床的応用価値が大きい。すなわち,骨の部分再建,血管,神経の再建,チタンと骨の結合などの点でも,人工骨,人工歯根の開発と設計に直接役立つことがわかった。現段階で骨,血管,神経の組織形成に最適空間を与える人工ECMの実例として,直線的トンネルを持つ「ハニカム構造体」と「ウエブ状繊維構造」の二つを挙げて説明する。

### 1. 組織再建の5大要素

われわれの共通目標は,部分的に,欠損,あるいは障害されている硬組織の再建である。組織形成に必要な要素は,各レベルにおいて列挙できる。一般に組織を,さらには器官を部分的に再建するという医療目的で列挙するならば,次の4要素が挙げられるであろう。①細胞そのもの,②細胞外マトリックス（ECM）,③制御分子,④栄養供給系,そして⑤動力学的要素（メカニカル・ストレス）の5要素になる[6～8]。個々の要素の詳細な分析と,5大要素の総合的洞察に基づいたストラテジーのみが,適切な組織再建を齎すといえよう（図1）。

細胞のみ,サイトカインのみを生体に与えて

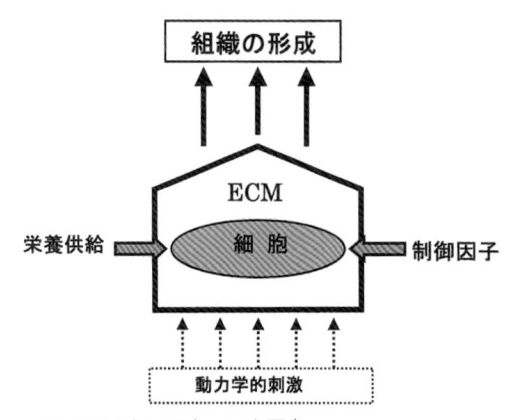

図1 組織形成と再建の5大要素
　局所的な組織の形成あるいは再建のための必須要素は,様々な視点から列挙しうるが現段階では,①細胞,②ECM,③体液・栄養供給系,④サイトカインなどの制御因子,そして⑤動力学要素（メカニカルストレス）の5要素が妥当であろう。

---

著者　久保木 芳徳　北海道大学名誉教授
　　　藤沢 隆一　　北海道大学大学院歯学研究科口腔健康科学講座
　　　滝田 裕子　　北海道大学大学院歯学研究科学術支援部

も，他の要素への配慮がない場合，適切な再建は無理である。組織工学，再生医療が提唱されて久しいが，その統一理論がないと言われる。組織工学の3要素として引用されてきた「細胞，サイトカイン，ECM」を組み合わせる提案は，重要なポイントを掴んではいるが，コッホの4原則などと比べると明確さを欠き，もう少し実際的な説明が必要である。多くの組織再建の失敗例を観察すると，意外に血管確保と栄養供給を忘れている事実からもこの項目を必須とした。各組織は適材適所において，独自の力学刺激を受けて生育し維持される。たとえば歯根膜のコラーゲン線維が力学刺激を失うと24時間後には配列が変わる。この事実を忘れてならないと同時に，力学刺激を組織再建に役立てるのは，最近では常識になりつつある。現時点では，5大要素が妥当である所以である。

## 2.「人工ECM」と「バイオマテリアル」との差は

しかし，5大要素の総合考察の詳細は，第2章に譲り，ここでは，必須要素の一つ，「ECM」に限定する。人工ECM，の定義は，「生体内に導入され，細胞の環境として機能する物質で，単一あるいは複合体，生物由来であるか否かを問わず人工生産物」と言うことができる。従来から云われてきた「バイオマテリアル」と「人工ECM」の違いは，前者が，医療，生物学分野で用いられる「生体に接触する材料」を広く含むのに対し，後者は，前者の一部に属し，強調点が異なっている。生化学と分子生物学との関係と似ており，新しく台頭した「人工ECM」は，次の点で，「バイオマテリアル」よりも限定されている。主な特徴は，①細胞に接して用いられる材料である。②天然のECMの要件が考慮されている。さらに，③ECM幾何学の要件を満たし「最適空間」を細胞に与える。④「天然のECMの知識」に基づいて調製された材料あるいはシステムである。⑤バイオミメティック・マテリアルの一部でもある。などであろう。

人工ECMは，「組織を作るための5大要素」の中では比較的，我々が操作しやすいという面がある。人工ECMの範囲は，「体内で細胞と接する材料」となれば，ほとんどの人工臓器は人工ECMを含むことになる。人工関節および，人工歯根での骨との界面は重要である[6～8]。

## 3. 天然および人工ECMの属性と機能

細胞外マトリックス（ECM）を無視しては，再生医療・組織工学さらに人工臓器を語ることはできない。そのECMの性質と役割は様々な観点から議論されてきたが，最も基本的な性質（属性）である，物理，化学，生化学および幾何学的性質によって分類し，その機能を列挙したのが，本書第一章で示した人工ECMの性質と機能の表である。しかし，ここでは，天然と人工のECMの差を表1のように比較検討した。そうすると，興味ある事実が浮上してくる。すなわち，人工ECMは天然のECM機能を，かなりの程度代行できるばかりでなく，潜在能力とし，それらをさらに強化できるという点である。これらの可能性は，人工臓器の可能性と重なるが，現時点では，実現していなくても，必ず近い将来，技術突破というものは行われる。

## 4. 人工ECMの歴史

人工ECMの歴史をたどると，おそらく最古のものは，ミイラや遺骨に見出されよう。興味深い例は，1931年にマヤ文明の遺跡（7世紀ごろ）から発見された貝殻製の歯科インプラントである（図2）。このインプラントは骨と強固に癒託しているのが特徴である。

その後千数百年も経過して，その貝殻（真珠貝）の有機成分には骨芽細胞増殖能があると報告された[11]。マヤの人々は経験的に，成長因子を含む人工ECMに，到達したのであろうか。

従来，人工ECMは人工臓器の一部をなしていた。したがって，人工ECMの歴史は人工臓器の歴史にそれに結びついているので，ここでは詳細は省略する。しかし現在，人工ECMは，再生医療・組織工学の発展とともに，細胞培養基盤としての生体内埋植材料としても，より広範囲な汎用性を持つ素材になったのである。以下，一足飛びに現在に移り，代表的な人工ECMを挙げてみる。

表1　自然および人工ECMの属性と機能の比較検討（久保木 2007）

| 属性 | 機能 | |
|---|---|---|
| | 天然ECM | 人工ECM |
| 1．物理的 | 細胞，組織，器官そして個体の機械的支持 | 左記の機能を代行し，ときにはさらに強化することができる。<br>特に硬組織，運動器官 |
| 2．化学的 | 静電結合，疎水結合などによる非特異的な細胞との反応，生体分子の支持，貯蔵，提供 | 左記の機能を，代行する反応基を付与することができる。<br>生体内で分解される。 |
| 3．生化学的 | 細胞表層分子間との特異的・非特異的反応　接着分子機能，情報分子（サイトカインなど）の伝達，貯蔵，輸送，ホメオスタシス機能 | 左記の機能をミミックした反応基，反応分子を付与することができる。<br>生体内分解・吸収され，本来の組織と置換される。 |
| 4．幾何学的 | 組織レベルでの生体構造物の構成，組織間の隔壁（基底膜ECM，糸球体）外界との隔壁 | 細胞と組織の方向性を持った成長と分化の誘導，細胞・組織の形を規制，細胞接着力の強化。機能終了後，分解吸収。 |

このうち，1〜3までは非常に詳しく研究が進んでいるが，幾何学的観点からは，興味深い分野であるにも関わらず，系統的なアプローチが欠けていた。本稿はこの点に主題をおく。

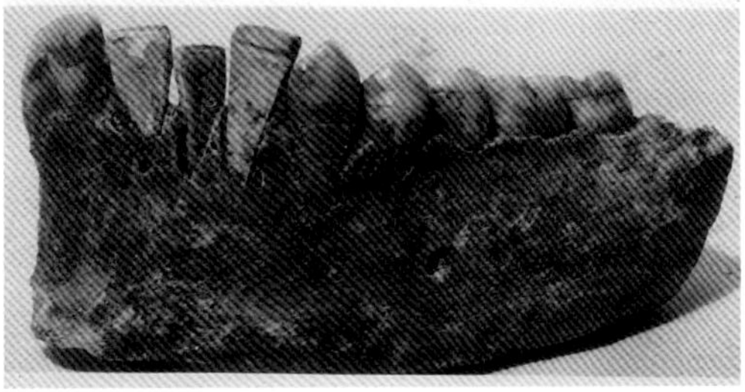

図2
7世紀のマヤ文明では，骨に強固に結合した歯科インプラントが行われていた（1931年発見）。その素材は，真珠貝（アコヤ貝）であった。貝が骨に結合することが2000年に再発見された[11]。

## 5．現在の人工ECMの代表例

現代の急速なバイオマテリアルの進歩の中で，最近の人工ECM（合成化学・生化学特性を利用した例）の代表的4例を挙げる。

### 1) ECMへの（特異的）細胞接着性反応基を導入する例

東京工業大学の赤池ら[12]は，肝細胞に特有のアシアロ糖蛋白の受容体（ASGP-R）を特異標的として，βガラクトース側鎖をスチレンポリマーに導入した。この人工ECMは肝細胞の接着性を増大し，組織化の方向に導く。一連のECMへの導入システムを，高度の3次元構造を必要とする人工肝臓の構築に，どのように取り組むかが今後期待されている。

### 2) ECMの表面に温度感受性ポリマーを固定する例

東京女子医科大学の岡野ら[13]は，疎水・親水性に変わりうる温度感受性ポリマー（N-isopropyl acrylamide）を表面に特殊固定した培養ディシュを利用すると，細胞の相互接着を保持したまま，シート状に剥離できることを見出した（シート工学）。人工支持体なしで細胞をシートにして利用できる「シート工学」は，皮膚，角膜，歯根膜，心筋など多くの細胞に応用され，臨床応用も急速に進められている。

### 3) ゾル・ゲル反応による培養細胞の回収

一方，早稲田大学の吉岡ら[14]は，温度感受性ゲルの可逆性を利用して，細胞の再分散システムを開発した。N-isopropylacrylamideとn-butylmethacrylateとのランダム共重合体（温度感受性高分子）と，親水性ポリマー（polyethylene glycol）とのブロック重合体は，37度ではゲル状になり，10数度では液状となり培養細胞の回収には好都合である。しかしこの熱可逆性ゲルには細胞接着性がないので，線維芽細胞のように足場依存性細胞は増殖しない。その反面，ES細胞，体性幹細胞，膵臓由来の未分化細胞などの足場を必要としない細胞がこのゲルの中で増殖するという。細胞接着機能が付与されるとさらに有用であろう。

### 4）ペプチドによる繊維形成とゲル

最近になって，米国 MIT の Shanguan Zhang ら[15]は，16 残基の短鎖ペプチドが，隣接鎖間の静電結合を利用して，横方向に伸びて微細繊維を作り，ゲル化することを見出した。この合成ペプチドの人工 ECM としての応用が提案され，展開されている。この 16 残基ペプチドの配列は（RADA）の 4 回繰り返しであり，アルギニンとアスパラギン酸の正負電荷の静電結合により，ペプチド鎖の方向と垂直方向に重合して伸張するという特徴を持つ。自然界にも存在するコラーゲン・ゲルよりも機械的強度には乏しいが，今後，適材適所の用途が期待される。

### 5）合成ペプチドによるコラーゲン・トリプルヘリックスの作製（人工コラーゲン）

新潟薬科大学の山崎ら[16]は，遺伝子技術に頼らない「人工コラーゲン」を考案した。(Gly-Pro-Hyp)×9 という 27 残基ペプチドを Fmoc 固相法で合成し，各鎖を少し「ずらせ」ながらジスルフィド鎖間架橋を導入すると，加温によってゲル化，低温で液化するようになり，CD スペクトルでも 3 本鎖架橋が出来ていることがわかった。ずらせる際の「糊しろ」（重なり部分）は長いほうが良いという。（因みに天然の糊しろ，D 間隔は約 230 残基である）Tm は最高で 42 度であった。天然のコラーゲンの多機能にはかなわないので，その内の幾つかの機能（たとえば特定細胞に適したコラーゲンゲルの提供など）に「特化したコラーゲン」を目指し，今後の基礎研究の進展が期待される。

### 6）形を持つ人工 ECM（スキャフォールド）

以上の代表例は，化学・生化学的な特徴を持つ人工 ECM の中でもごく一部に過ぎない。さらにヒドロキシアパタイト，β-TCP などのセラミック，チタンなどでは，幾何学的構造を持った人工 ECM が利用されるようになった。その結果，「人工 ECM の幾何学」が創出されるのであるが本稿では，それらの幾何学的特徴を持った人工 ECM の，歴史，進歩の意味，将来展望について話を進める。

## II．幾何的概念の重要性

### 1．人工 ECM の幾何学とは何か その定義

多種類の BMP 担体，細胞支持体，スキャフォールド，細胞培養の基盤などを開発，試験してみると素材が同一であっても，その幾何学構造が違う場合，誘導される組織，細胞の分化・増殖に差があるとう現象に多くの研究者が気付いている。一般に人工 ECM においては，ミクロン・オーダーの幾何構造が，細胞増殖と分化および組織形成に重要であり，これらの現象を系統的に理解するため，著者らは 10 種類の幾何構造分類を提案し，いわゆる「人工 ECM の幾何学」を提唱してきた[1〜10]。

### 2．人工 ECM 幾何学の範囲と分類

「人工 ECM の幾何学」の定義は，ミクロン・オーダー，およびナノ・オーダーの幾何構造を持つ人工 ECM が細胞に与えられたとき，その幾何構造が，細胞増殖，分化，組織形成にいかなる影響を及ぼすかを追究し，その機構を解明し，医療に応用する分野のサイエンスである。その対象とする大きさの範囲は，ミクロンの範囲にとどまらないらしい。ナノマテリアルの研究が進むにつれ，カーボンナノ・チューブをコートしたディッシュを用いると，細胞の接着・増殖・分化が促進されるという事実が青木らによって見出された[12]。このことは，サブ・ミクロン，ナノ・オーダーの幾何構造を人工 ECM に与え，その幾何学的効果を設計することも可能であることを示している。したがって，人工 ECM の幾何学の範囲はミクロンのオーダーが主であったが，ナノ・オーダーでの幾何構造の議論も必要になった。従来，生化学的な分野である生体分子間の特異的反応に接近している面もある。

人工 ECM の幾何学の研究は主としてヒドロキシアパタイト（以下アパタイトと略す）の各種幾何構造体を用いて実証されてきた[1〜10]。多孔性で，顆粒状，ブロック状，ハニカム状のアパタイトを，BMP と共にラット皮下に埋植すると，その幾何学構造の差によって，誘導される組織に差が見出される。あるポアサイズのハニカム状アパタイトのみに軟骨内骨化が観察さ

れ，他の多孔性 HAP においては，ほぼ直接的に骨形成が観察されたことから出発した[1,4]。また，BMP 誘導異所骨形成において顆粒状アパタイトでの最適骨形成ポアサイズが 300〜400 ミクロンであることは，敦賀ら[6]によって実証された。また，ポアを持たないアパタイト顆粒は，ほとんど骨は誘導されない[17]。多種類の幾何学構造の人工 ECM を整理するため，人工 ECM の幾何構造の分類が必要である。それによって，幾何構造とそれによって誘導される組織の予測ができる可能性が大きい。表2に示す人工 ECM 幾何構造の 10 大分類表はその一例である。次節ではこの表に従って，人工 ECM 幾何構造に関する，過去 30 年ほどの，

表2 ミクロン・オーダーにおける人工 ECM の幾何構造の 10 種分類（文献 1, 2, 7〜10 より改変引用）

| カテゴリー | 基本幾何形態 | | 特徴と実例 |
|---|---|---|---|
| 凸型 | 繊維<br>(Fibers) | | Fibrous collagen membrane[1,2,21]<br>Fibrous glass membres[1,2,21]<br>Titanium web (50 micron fiber)[3,35〜39]<br>CPSA glass fibers[5] |
| | 粒子<br>(Particles) | | Insoluble bone matrix[1,2,21]<br>Porous Particles of hydroxyapatite[17]<br>(PPHAP, particles with continuous pores) |

↑ Convex transition

| 平面型 | ブロック<br>(Blocks) | | Porous blocks of hydroxyapatite[6]<br>(PBHAP, blocks with pores) |
|---|---|---|---|
| | 平面<br>(Plane) | | Conventional dishes |
| | シート<br>(Sheet) | | Laser-perforated membrane[24]<br>(LPM, sheets with pore) |

↓ Concave transition

| 凹型 | 不規則連続孔<br>(Irregular pore) | | PPHAP[17],<br>PBHAP[6] |
|---|---|---|---|
| | トンネル<br>(Tunnels；honeycomb) | | Honeycomb-shaped hydroxyapatite[1,2,4]<br>Apatite-coated honeycomb collagen<br>Rat incisor tube[1,18] |
| | 円形窪み<br>(Round concavities) | | Concavities on HAP monolith[1,2] |
| | 水田型窪み<br>(Rectangular concavities) | | Micro-pits on silicon tip[26] |
| | 溝<br>(Grooves) | | Microgrooves[1,2] |

　これまでに用いられてきた人工 ECM の幾何学的構造は，細胞培養に用いられる平板型から，特定のポアを有する凹型のもの，それに対して凸型の幾何構造を持つ一群の人工 ECM がある。ミクロン・オーダーの幾何構造を有し細胞支持体として役立ちそうな全ての人工 ECM を 10 種類に分類した表である。この分類法の実用性として，細胞が定着し易い支持体の幾何構造を考察し，設計する際に役立つと考えられる。

歴史的発展をたどってみる。

## III. 人工 ECM 幾何学の発展史：「最適空間」の追究

### 1. 最初の努力：
#### Reddi と Huggins の閉管モデル

歴史的に見ると ECM の幾何構造の重要性を明示したのは，Reddi と Huggins (1973)[18] が最初であろう（図3）。因みに Huggins はノーベル賞を得た膀胱がんの仕事以外にも，骨誘導活性物質を検出した1人でもある。彼らは，ラット切歯の象牙質の塩酸脱灰して，片側だけ閉じた管状構造体（閉管）と，歯の尖端部を切断して開管構造にしたものを準備し，ラットの皮下に埋植した。当時，既に象牙質も BMP を含有する一つの硬組織であることが分かっていた。結果は，興味深いものであった。4週後，閉管構造の内部先端には軟骨が旺盛に形成され，入り口付近は骨が出来て塞いでいた。一方，開管構造物には軟骨は全く存在せず，骨と骨髄で満たされていた。

Reddi らの解釈は，閉管の先端部には，血管が侵入できず栄養と酸素が欠乏した結果，軟骨ができたとしている。酸欠環境が軟骨形成に導くことは，Bassett 以来よく知られていた[19]。この研究に関連して Folkman ら[20] は幾何構造の

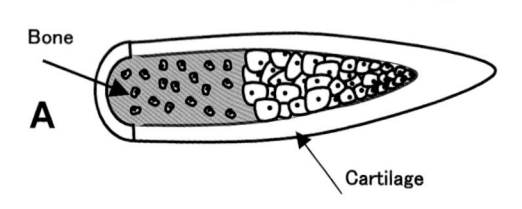

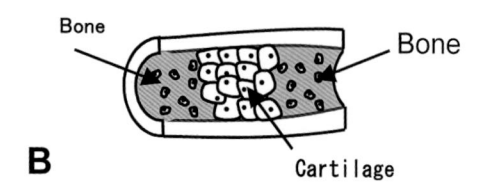

図3　最初の人工 ECM 実験の概念図
（Reddi-Huggins, 1973）[18]

脱灰したラット切歯の象牙質の片側だけ閉じた管状構造体（閉管）と，歯の尖端部を切断した開管構造体をラットの皮下に埋植した。最初，両者に軟骨が形成されるが，その後入口方向からしだいに骨に置換される。3週後には図のように，閉管では先端部に，開管では中央部に軟骨が存在した。4週後，閉管構造の内部先端には軟骨が入り口付近は骨が塞いでいた。一方，開管構造物には軟骨は全く存在せず，骨と骨髄で満たされていた。

細胞増殖に与える影響に付いての総説を書き，「未分化細胞は与えられた幾何構造からの規制から逃れて増殖するため必要な分化を遂げる」と述べ，Reddi らの軟骨形成についても，幾何構造が与える酸欠環境に対応であるとしている。Folkman らは，腫瘍細胞が軟寒天培地で形成するスフェロイドの限界直径と，平板培養との比較論を展開し，腫瘍における血管形成の重要性を指摘している。

### 2. 血管阻止幾何構造

血管侵入を阻止する人工 ECM を用いれば，BMP と共に皮下埋植によって軟骨性骨化の過程を軟骨で留めておくことが出来るのではないか。未分化細胞は進入できるが，血管は侵入できない血管阻止幾何構造 (vasculature-inhibiting geometry) をもつ人工 ECM として，繊維性ガラス膜 (fibrous glass membrane)[21] が報告されている。吉本ら[22] は，一定の密度で直径1ミクロンのガラス繊維をシリコンチューブに詰めて BMP と共にラットの皮下に埋植して，一次的ではあるが，軟骨に留め置くことができた。

血管阻止幾何構造体として，直径1ミクロン程度の適切な生体内吸収性の繊維が得られるならば今後，軟骨形成に応用可能かもしれない。一方，Nawata ら[23] は，ミリポアチャンバー内に軟骨細胞をとじて埋植することにより，血管進入を防ぎ軟骨形成に成功している。

### 3. 血管確幾何構造による直接骨形成

多孔性顆粒状のアパタイトに，BMP を含浸させて皮下に埋植すると，血管が数個の粒子を，貫いて走っていることがわかった[21]。血管は，隣接粒子のポア同士が，同じ向きに貫通している部分を捜しあてて成長する。植物の根が，コンクリートの割れ目をみつけて成長するのに似ている。骨補填材としてのセラミックには，貫通構造を持ったポア（細孔）が必須である所以である。このため血管誘導幾何構造 (vasculature-inducing geometry) と血管阻止幾何構造 (Vasculature-inhibiting geometry) という二つ特徴ある幾何構造が区別される[1~3,7~10]。これらは人工 ECM の幾何構造の基本概念であり，骨と軟骨をつくり分け

る可能性だけではなく，組織形成の新しいストラテジーを開く可能性があると考えられる。以下，血管誘導幾何構造につき詳述する。

## 4. 骨形成の最適ポアサイズはHaverse系の直径に近い

骨形成のための最適ポアの直径はどの大きさであろうか？敦賀ら[6]は，ポアサイズの異なる5種類の多孔性顆粒状アパタイトを製作して比較した。その結果，300〜400ミクロンの気孔径が，最大の骨形成量（オステオカルシンとアルカリホスファターゼ活性測定による）を示すことがわかった。直径100〜200ミクロンにも骨はできている。しかし，300〜400ミクロンが最も迅速であった。その形態を詳しく観察すると，ポアの内壁に同心円状に厚みを増しつつ骨が作られるという特徴をもつ。さらに重要な所見は，その内壁の直径が，500〜600ミクロン以上になると，もはや壁面に沿っての厚みを増すというパターンを維持できなくなり，骨形成は同心円状ではなく，内部空間に不規則に成長する。すなわち，あるサイズ（300〜400ミクロン）までの円形空間においては，骨芽細胞は幾何構造を認識し，同心円上の層を創って「我が家」を構築するが，それ以上の曲率では，円形として認めず，新天地を求めてアトランダムに試行を続ける。その臨界サイズはおよそ500ミクロン程度らしい。骨のリモデリングにおいて，ハバース・システムという同心円状構造の骨が，あたかも地下鉄が建設されるようにして，既存骨を吸収して再建していく。ハバース・システムのサイズ（200〜400ミクロン）が，まさに人工ECM幾何学でいう，血管誘導幾何構造の最適ポアサイズとほぼ同程度であった。

## 5. ハニカム・トンネル構造内での細胞の挙動

これまでの多孔性材料におけるポアは，正確な円形とは限らず，しかも不規則な方向に，貫通している幾何構造であった。孔が直線あるいはカーブしたトンネル状の場合は，不規則な貫通孔よりも生物学的な幾何効果は，より直接的と予想される。この観点からハニカム状の幾何学的細胞支持体（人工ECM）が開発された。これは図4のように蜂の巣というよりは蓮根状を成しており，直径50〜350ミクロンの多数の円形直線状トンネルを持っている。1個の円筒状粒子の直径は，1〜5mmで，長さおよびトンネルの数は，任意に設定することができる。日本の伝統工芸である「金太郎飴」の技術を応用してつくられた。アパタイト製ハニカムを人工ECMとした骨，軟骨形成の要約を図5に示す。実証は北海道大学とパイロットプレシジョン社の協力で成された[1〜2,4,7〜10]。

各種サイズのハニカム型アパタイトにBMPを含浸して，ラットの皮下に埋植した結果，興味深い事実が明らかになってきた。トンネルの直径が約100ミクロンのハニカム・アパタイトでは埋植後1週目では未分化細胞がトンネル内に進入するが，血管は伴わず2週間で軟骨が先に形成される。3週目にはトンネルの入り口から骨が出来はじめ，軟骨を骨で置換して4週目には中心に血管を伴った骨になる。一方，350ミクロンのトンネルを持つハニカム・アパタイトでは，軟骨は全く見られず，直接骨ができる。これは最初から血管が旺盛に誘導される幾何構

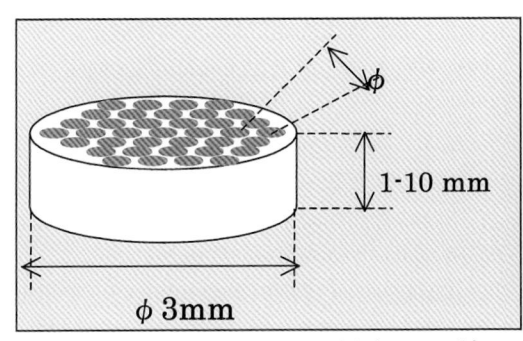

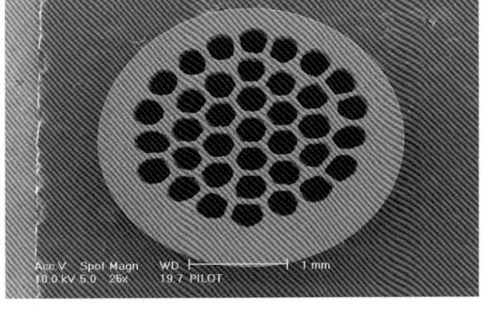

図4 ハニカム・セラミックスの1例（SEM写真）
　任意の長さを持つ直径5mmまでの円筒形の吸収性，非吸収性セラミックスで，直径50〜500ミクロンの直線トンネル型のポアが軸方向に直線的に貫通している。ポアのサイズ，数，円柱の長さは可変である[1〜2,4,8〜10]。

A. 直径100ミクロンのトンネル

1 wk, Cell migration

2 wks, Chondrogenesis

2~3 wks, Vascular development and start of osteogenesis

4 wks, Replacement by bone

B. 直径350ミクロンのトンネル

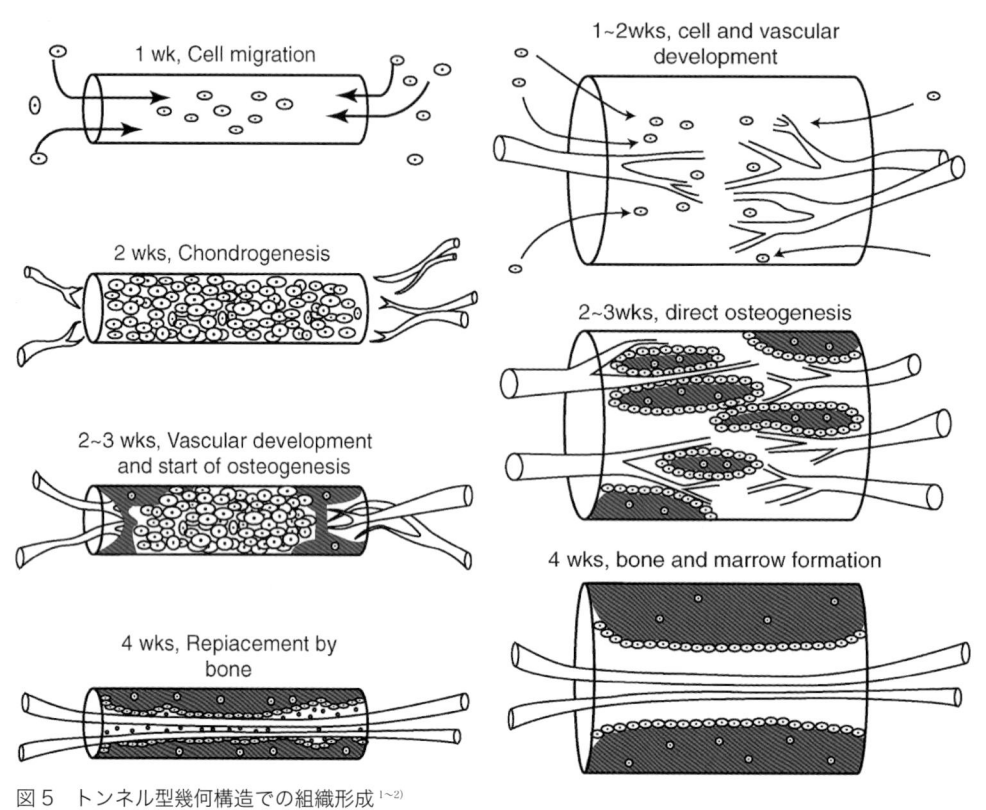

1~2wks, cell and vascular development

2~3wks, direct osteogenesis

4 wks, bone and marrow formation

図5　トンネル型幾何構造での組織形成[1~2]
ハニカム・アパタイト内の直径100ミクロンのトンネル内には，軟骨性骨化が，直径350ミクロンのトンネル内には，直接骨形成が誘導される。骨・軟骨以外の組織形成へ応用が期待される。

造，すなわち350ミクロンのトンネルを持っていたから，未分化細胞と共に血管が伴い，直接骨ができたと解釈される。いずれの場合も4週目には，中心に1～2本の血管を伴っているのが特徴である。血管形成速度と，未分化間葉細胞の侵入とどちらが早いかの問題である。

この実験の意味するところは，組織誘導の効率を上げるための直線的なトンネル構造の重要性（トンネル効果）であり，骨形成のための最適トンネル直径である。ハニカム・セラミックス円柱の長さを4mmまで延長した最近の実験では，図5の実験では（長さ1.5mm），4mmの全長にわたって，急速に骨と血管が競うようにして伸張するという興味深い結果を得ている。この幾何構造体はトンネルの数，サイズを任意に選択できるので骨，血管以外に，神経の誘導も予想される。

## 6. レーザ穿孔ハニカム膜による骨とコラーゲン線維の誘導

生体内吸収性のハニカム構造体をつくるため，厚さ35ミクロンのコラーゲン・フィルム，および厚さ1mmの多孔性のポリ（乳酸―カプロラクトン）共重合膜をレーザによって穿孔して調製した（レーザ穿孔膜，LPM，Laser-perforated membrane，京都大学筏義人名誉教授，田畑泰彦教授，大阪循環器病センター中山泰秀博士のご協力による）[24~25]。菊池らはコラーゲン・フィルムのLPMを，BMPと共にラット皮下に埋植すると，直径100ミクロンの孔内に，ハニカム・アパタイトの場合と同様に同心円状に骨が形成された事実を見出した[24]。同心円パターン骨形成は，円形ポアを与えられた骨芽細胞が示す特徴的挙動であることを示唆している。一方，厚さ1mmの合成ポリマー製レーザ穿孔膜では，活発な骨形成は見られなかった代わりに，コラーゲン線維が旺盛で，しかも直

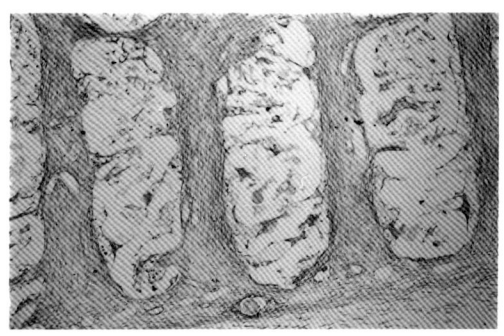

図6 レーザ穿孔膜による垂直性コラーゲン線維の誘導[24]

厚さ1mmの多孔性ポリ（乳酸―カプロラクトン）膜に，レーザによって垂直に穿孔し，BMPと共にラット皮下に埋植した。2週後，直径200ミクロンの孔では，コラーゲン線維はトンネルに沿って膜に垂直に成長するが，1mmの孔ではランダムに成長した。写真は200ミクロンの孔をもつ膜を，膜面に垂直に切片作製した組織像。等間隔に並ぶ縦の孔の中に上下に走る線維を確認できる。

径200ミクロンのポアでは，線維膜面に垂直方向に発達することがわかった。（図6）[24]。

直径1mmのポアでは，線維の方向性は見られない。このような膜面に垂直なコラーゲン線維形成の意味は大きい。すなわち歯根膜は，歯根のセメント質と骨の間に介在する重要な緩衝装置であるが，この組織の主要なコラーゲン線維は，セメント質面と歯槽骨面をほぼ垂直に走っており，力学的に重要な役割を果たしている。歯周病では歯根膜線維が破壊されるが，その再建治療が歯科分野の大きなテーマである。垂直コラーゲン線維誘導膜は，その治療に役立つ可能性がある。LPMは既に人工血管にも用いられている。

**7. 長軸ハニカム型幾何構造体の共通特徴**

既に報告されている長軸ハニカム構造体，すなわち①セラミック・ハニカム，②コラーゲン・ハニカム，③レーザ穿孔ハニカムの幾何構造に関しては，次のような共通の特徴がある。その直線型の限局空間（ポア）内に，組織の方向性を持った成長をもたらす。その例として，毛細血管，神経ハバース・システム様の骨形成が挙げられる。その限局空間を利用すると，加圧培養に最適のコンパートメントを与える（水野論文45参照）。生体に埋植した場合は半閉鎖・閉管構造（Reddi-Huggins1974）[18]になり得るので軟骨細胞の増殖に都合がよい。また，膜状，ディスク状に作製可能なので，操作性が良く，

培養，組織修復に，歯根膜の再建などに利用できる。

最近，下村らによってハニカム状の配置の穴を持つ膜状ポリマーが開発された[25]。このハニカムは長軸方向への奥行きは短く，いわゆる薄膜型ではあるが，その上で細胞を培養すると，穴のサイズによって，神経細胞突起の伸展成長パターンが異なるという人工ECMの幾何学上，非常に興味深い事実が明らかになり，さらに孔径3ミクロンのハニカム膜では，神経幹細胞が未分化のまま直径30～50μmのスフェロイドを形成することがわかった。

細胞培養基盤の表面はこれまで平面に限られていた。そこに幾何学的なパターンをフォトリソグラフィー，あるいは印刷によって構築して細胞の増殖，分化を制御し得るという発想から，著者らも既に菊地らが開発したシリコン製マイクロチップアレイを用いて試みてきた[26]。しかし，シリコンが素材として不透明であることから研究が遅れていた。この点で，透明フィルムによるハニカム状の幾何学的人工ECMは今後の大きな発展が期待される。ハニカム型の幾何構造は，本来の蜂の巣を含めて自然ならびに人工的に作り出された究極の生物学的幾何構造の一つと考えられる。今後の再生医療への応用範囲は大きい。

## IV. 人工ECM幾何学の効用

**1. 凹型構造の利点はなにか**

これまで，10種類の人工ECM幾何分類のうち，凹型について述べてきたが，凹型と凸いずれが細胞支持体としてより適切であろうか。細胞にとって凹型と凸型の人工ECMは，明らかに異なる影響をもつ。極端な例として孔のないアパタイト粒子は殆どBMP担体として機能しない。これに対し，至適サイズに近いポアを持つアパタイトは明らかに骨が内部成長する。現時点では，次のような理由で細胞にとって凹型の方が，居心地がよいと考えられる。

①凹型構造は一般に細胞同士を密集させ，②サイトカイン，栄養物質の一時的貯留を可能にし，③代謝産物，とくにコラーゲンを始めとするECMの蓄積を容易にするとみてよいであろう。細胞の分化・増殖と組織形成のための最適

空間の大きさに関する結論は，組織よって異なるが，多くの場合200から600ミクロンと推定される。Ripamontiは，アパタイトブロックに，窪み（concavity）を付けただけで，筋肉内埋植でそこに骨組織が出来るのを観察している。

## 2.「最適空間論」の実用的価値

著者らは，骨と軟骨を形成する最適のポアの大きさと形の考察から，「最適空間」の概念に到達した。最適空間論とは次のようにまとめられる。「人工ECMが，組織形成の潜在能力をもつ細胞集団に与えられる場合，目標とする組織に最も相応しい空間が与えられると，最も効率よく組織を形成することができる。」これは現在のところ，経験則であり仮説であるがその実用性は大きい。最適空間は，すでに述べたように，骨芽細胞，軟骨細胞の成長を規制するのみならず，線維芽細胞では，コラーゲン線維の成長方向を直径200ミクロンのトンネルが誘導する[24]。一般に長軸ハニカム構造体が作る「最適空間」は，毛細血管，骨，そして神経の迅速な成長を促すといってよいであろう。ハニカムの素材としては，コラーゲン，石灰化コラーゲン，生体内吸収性，非吸収性のセラミック製のものが作られているが，最近，吸収性吸収性セラミックスのものが，血管と骨をかなり長く（現在4mmまで実証）誘導できることが示された[27]。さらに最近，人工ECMの最適空間が細胞に与える効果の新しい実例として，福島らは，内径0.4mmのハニカム構造体が，損傷脊髄神経の再生を促すことを明らかにした[28]。

## 3. ゲルの幾何構造

現在のプラスチック平板での細胞培養の結果は，生体内の3次元的環境での結果とは若干異なることは繰り返し主張されてきた。しかし，実用的な「3次元培養の人工ECM」はコラーゲン・ゲルとマトリゲル以外は普及していないのが現状である。これらのゲルの細胞への効果は，本稿で述べてきたミクロン・オーダーの幾何構造によるものとは異なる。インテグリンなどの細胞接着分子（CAM）とECM分子の反応が主体となるナノメーター・オーダーの生化学反応の効果であるので，10種分類に入れていないが，ゲルは代表的な人工ECMである。ゲルの効果は顕著であり，軟骨，血管，唾液腺，神経など殆どの細胞の分化を促進する。最近，がん細胞に対するインテグリン$\beta$1抗体の抑制効果など，制癌効果も増大することが報告されている[29]。但し，市販の「コラーゲン・ゲル」は組織の中のコラーゲン線維とは，かなり異なる構造を持つことは銘記されてよい。組織内のコラーゲンは各々特有の直径と架橋結合を有し，I型コラーゲンであれば，明瞭な横紋構造とを持っているのに対し，ゲル内の微細線維ははるかに細く，横紋は明瞭ではない。天然コラーゲン線維型の細胞支持体の普及が求められる。

もしコラーゲン・ゲルあるいは天然型線維をミクロン・オーダーの人工ECMと組み合わせることが出来れば，より顕著は3次元効果が期待できよう。最近，次節で述べるようなチタン微細繊維構造体（チタンウエブ）は骨芽細胞の培養基盤として，平板培養よりも，分化を早める効果があることが示されている[30]。ゲルとチタンウエブとの組み合わせ効果が期待される。今後，より生体に近い条件での迅速大量培養法の追求から，3次元的培養に加えて，メカニカル・ストレスを加味した培養系がティッシュ・エンジニアリングには必要になってくる。その際，チタンウエブのような強靭な3次元構造，広大な表面積（1mm厚さのチタンウエブは平板の約20倍）を持つ人工ECMが有用になって来るであろう。

## V. 骨とチタンの結合

人工ECM幾何学の有望な臨床応用の一つに，骨とチタンの結合がある。従来の人工歯根や人工関節では，骨とチタンを2次元平面同士で結合させたが，新しい幾何学的結合は，チタン細繊維の3次元幾何構造体（チタンウエブ）を介して，骨とチタンからなるコラボレーション層によって結合する。幾何学結合を備えた人工歯根，人工関節も開発されつつある[31～32]。

### 1. 新しい繊維型人工ECMの機能：チタンウエブ

【チタンウエブとは何か】

チタンは，1960年代後半にBranemark[33]が偶然，生体内で骨と強く結合しうる現象を発見

して以来，歯科および整形外科の分野で人工歯根，人工骨・関節をはじめ，骨再建用一般に広く普及している。チタンがなぜ金属の中で，ほぼ唯一，生体親和性を持ち，骨と強く結合できるかのメカニズムに付いては，主として酸化チタンの親水性で説明されているが，詳しい生化学的メカニズムは今後の課題である[34]。

しかし，この金属にミクロン・オーダーの多孔性幾何構造を与え，これまで述べてきた最適空間をつくることが出来るならば，人工ECMとして医療への応用はさらに発展する筈である。

1994年オランダのナイメーヘン大学にJansen教授を著者の一人が訪問した際，直径50ミクロン程度の，髪の毛より細い微細チタン繊維からなる不織布（その後チタンウエブと呼ばれるようになり，元来わが国の柳澤章教授（日本工業大学学長）の発明であることがわかった）を人工透析に用いる経皮端子として開発中であるのを知った。しかし著者らは直ちに，この素材は軟組織よりも骨の人工ECMに最適素材であると提案し，北大でBMPを添加して実証した[35]。すなわち直径50μmのチタンウエブ（6mm×0.5mm，気孔率87％）にBMPを含浸し，ラットの皮下に埋植した結果，チタンウエブのポア内部に骨が旺盛に形成され，これによってチタンへのアパタイト・コートの効果をはじめて生化学的に定量化できた。その後オランダから北大に留学生が送られ協同研究を進めた[36,37,38]。チタンウエブは高い空隙率，加工性，機械的強度を持ち，しかも3次元構造を永続できる繊維型の人工ECMとして *in vitro*，でも *in vivo* でも有用性が実証されつつある。とくに立体培養基盤として，未分化細胞培養に優れた特性を持っている[30,39]。

これまでにも，比較的太い純チタンあるいはチタン合金の針金（直径250ミクロン）を用いて金網，あるいは針金の圧縮成型物を，人工関節の受け皿，骨折した長管骨の連結などに使用されてきた[40,41,42]。しかし，直径100μm以下の微細繊維からなるチタンウエブの特徴は，第1に人工ECMとしての最適空間を任意に設定できることにある。第2には形状を変えやすい操作性，さらに第3の特徴としてチタンウエブをチタンの本体の表面に真空焼結法によって強固に結合できる点である。第3の特徴は，次節のように人工歯根，人工関節における骨とチタンとの結合に重要な意味を持っている。実際にチタンウエブを人工歯根に真空焼結した新型人工歯根（TWT(titanium-web equipped titanium) 人工歯根）も，インプラント体として優れた特徴をもつことが実証されつつある[31,32]（図7）。

## 2. 骨とチタン結合法の歴史：
   3D結合の意義（TWT）
【チタンと骨の結合法の歴史】

現在，人工歯根の欠点の一つは，骨・チタン間の結合形成が3〜4ヶ月という長時間を要する点である。早期結合を目指して，アパタイトをチタン表面にコートする方法，ならびにチタン表面の粗造化の工夫がなされてきた。しかし，それらはマクロの視点から見ると2次元的に骨とチタンの平面同士を密着結合させる方法であり，そのため骨芽細胞の活動空間は最小に抑制されている。Osteo-integrationと呼ばれ臨床に広く応用されているが，異物に対する生体の癒着反応の一つを巧みに利用した例といえよう。しかし，より生物学的な結合には，人工ECMの幾何学から考えて，骨芽細胞の活動空間が必要であろう。

最初の3次元結合への努力として，トロント大学のDeporterら[43]は，直径44〜150μmのチタン合金（Ti6Al4V）の球状粒子を歯根周囲に設置した人工歯根を開発した（商品名Endopore）。この人工歯根は，埋植後18ヵ月後には，内部の空隙まで骨が内部成長することが示された。立体的な空間に骨を内部成長させるという新しい発想の点で評価されるべきであろう。しかし，人工ECMの幾何学の観点からは，一般に球状粒子への骨定着は，比較的遅いことが報告されている。

チタンウエブは，その微細線維の横断面は一片が直径50μmの四角形を成している。球状粒子よりも，チタンウエブを人工歯根表面に焼結した方が，人工ECM幾何学の観点からは，有利ではないか。私たちはこう考えて，直径50μmチタン繊維から成るチタンウエブをチタンロッドに真空焼結で結合した（図7B）。この人工歯根モデルをウサギの頭蓋骨に埋植した結果，驚くべき現象が起きた。6週後，既存骨

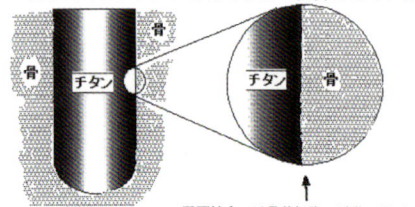

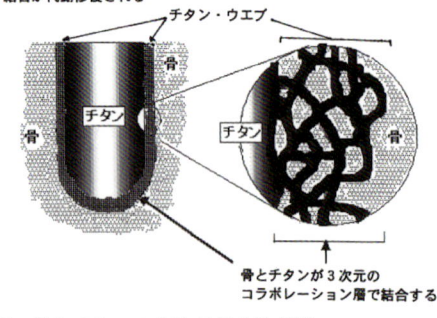

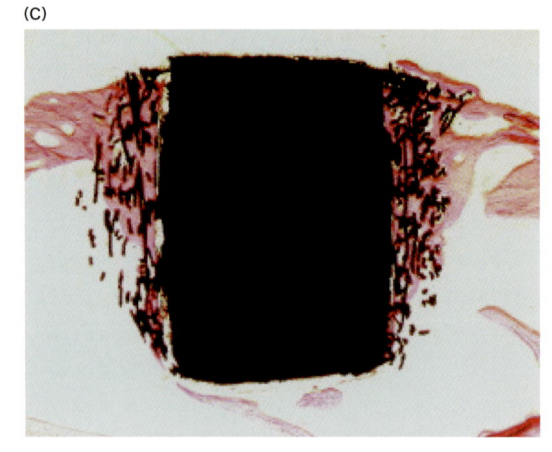

図7　骨とチタンの3次元結合法 [31,32]
　従来型の骨・チタン間の2次元結合（A）と，チタンウエブによる3次元結合（B）を対比させた模式図。チタンウエブ（黒の線維）をチタンロッド（黒のブロック，3×4mm）に真空焼結した人工歯根モデルをウサギ頭蓋骨に埋植して6週後の組織像（C）。図7Cの左上部に見られる頭蓋骨の厚みよりも，はるかに下方のチタンウエブ内にまで骨が内部成長している。

からチタンウエブ内に骨が内部侵入して，連結したのみならず，既存骨接触面からはるかに離れたチタンウエブにまで，骨が成長したのである。（図7C）この現象を利用して，骨・チタン間3次元結合による人工歯根，人工関節の開発が期待される。

## VI. 幾何学効果と動力学効果

### 1. 人工ECMの幾何構造の細胞に対する作用メカニズム

　人工ECMの幾何構造が，どのようなメカニズムで細胞の増殖・分化に影響を与えるか追求してゆくと，5大要素のなかで，ECMの幾何構造のみならず，動力学要素を考慮せざるを得ない。なぜなら静置培養であっても細胞は重力の影響下にあり，さらに生体内で常に動きがあり，その動きがECMの幾何構造を介して細胞に影響するからである。この点に関しては，既に第2章で述べてきた。
　動力学要素が細胞の増殖と分化に影響を与えるメカニズム（mechanotransduction）としては，現在のところ，①インテグリンを介する経路，②イオンチャンネルの開閉，③骨の場合には骨細管液の流動と圧力変化，そして④細胞骨格に関しては，テンスグリティー理論[44]（第2章参照）による説明があるが，いずれも人工ECMの幾何構造にかかわってある。

### 2. 立体幾何構造と動力学的要素を結合した人工ECM

　さらに，3次元の幾何学的支持体と，動力学的要素を加えた人工ECMが開発され始めた。第2章で紹介したように，この趨勢はおそらく，高齢化社会において軟骨の疾患に悩む人々が急増し，軟骨の再建が求められているからであろう。現在，残念ながらこの組織の生物学的な再建は膨大な努力にもかかわらず，もう一歩の状況である。ハーバード大学の水野ら[45]による，ハニカムコラーゲンと，静水圧負荷を組み合わせた軟骨組織育成装置は，このタイプの人工ECMである。長軸ハニカム構造のような

3次元人工ECMの真価は，動力学要素が加わって初めて発揮されると考えられる．また，大阪大学の中田ら[46]は，高濃度コラーゲンスポンジ内で，ズレを伴った圧力を負荷できる装置を作製した．この装置も新しい型の「3次元幾何構造」と「力学刺激」を複合させた軟骨育成用の人工ECMであり，その効果が期待されている．さらに今後，より生体に近い人工ECMシステムが次々に開発され，組織を効率的に再建し再生医療に役立つ日が来るであろう．

終わりにこれまでのべた内容を，基本5大要素に基づいて纏めると次のようになる．「細胞に，環境（ECMと栄養系）と刺激（制御因子とメカニカル・ストレス），を与えてみよ．彼らは組織を，器官をつくるであろう．」その際，組織工学，再生医療の研究者ならば忘れてならないことは，悩める患者を救うために，研究・開発を公に託されているという意識であろう．成果は万人のものである．

## 参考文献

1) Kuboki Y, Jin Q, Takita H : Geometry of carriers controlling phenotypic expression in BMP-induced osteogenesis and chondrogenesis, J. Bone Joint Surg., 83-A : S1-105-114, 2001.

2) Kuboki Y, Takita H, Mizuno M, Fujisawa R : Geometry of artificial extracellular matrices : a new paradigm from dental tissue engineering, Dentistry in Japan, 37 : 42-50, 2001.

3) Kuboki, Y., Iku, S., Yoshimoto, et al. : Modification of titanium surfaces based on the principles of geometry of the artificial extracellular matrix(ECM). In Tanaka, J. and Itoh, S. (Eds) Modification of the Biomaterials for Clinical Application, Research Signpost, Kerala, India, 2006 in Press.

4) Jin Q-M, Takita H, Kohgo T, et al. : Effects of geometry of hydroxyapatite as a cell substratum in BMP-induced ectopic bone formation. J. Biomed Mater Res., 51 : 491-499, 2000.

5) Mahmood J, Takita H, Ojima Y, et al. : Geometric effect of matrix upon cell differentiation : BMP-induced osteogenesis using a new bioglass with a feasible structure, J. Biochem., 129 : 163-171, 2001

6) Tsuruga E, Takita H, Itoh H, et al. : Pore size of porous hydroxyapatite as the cell-substratum controls BMP-induced osteogenesis, J. Biochem., 121 : 317-324, 1997.

7) 久保木 芳徳：歯と歯周組織の再生療法：3次元人工ECM 幾何学が拓くもの，田畑泰彦編，ドラッグデリバリーシステムDDS技術の新たな展開とその活用法，メディカルドウ社，東京，178-183, 2003.

8) 久保木 芳徳，滝田 裕子，吉本 良太，他：人工細胞外ECMの幾何学，ティシュエンジニアリング，田畑 泰彦，岡野 光夫，編集，日本医学館，東京，24-33, 2006.

9) 久保木 芳徳，郁 小兵，滝田 裕子，他：人工細胞外ECMの幾何学の統一原理，再生医療，3：20-30, 2006.

10) 久保木 芳徳，滝田 裕子，藤沢 隆一：人工ECM, ティシュエンジニアリング2007, 田畑泰彦，岡野光夫，編集，日本医学館，東京，印刷中．

11) Westbroek P, Marin F : A marriage of bone and Nacre, Nature, 392 : 861-862, 1998.

12) S. J. Seo, I. Y. Kim, S. H. Kim, et al. : Enhanced liver functions of Hepatocytes cocultured with NIH3T3 in the alignate/garactosylated chitosan, Biomaterials, 27 : 1487-1495, 2006.

13) Y. Akiyama, A. Kikuchi, M. Yamato et al. : Ultrathin poly (Nisopropylacrylamide) grafted layer on polystyrene surfaces for cell adhesion/ detachment control, Langmuir, 20 : 5506-5511, 2004.

14) Yoshioka H, Mikami M, Mori Y, et al. : A synthetic hydrogel with thermoreversible gelation. I. : Preparation and rheological properties, J. Macromol. Sci., 31 : 113-120, 1994.

15) Zhang S, Holmes TC, DiPersio CM, et al. : Self-complementary oligopeptide matrices support mammalian cell attachment, Biomaterials, 16 : 1385-1393, 1995.

16) 山崎 千里，浅田 真一，北川 幸己，他：ペプチドの自己集合による人工コラーゲンゲルの創製，第39回日本結合組織学会，第54回マトリックス研究会合同学術集会発表，抄録A10, 77頁，2007.

17) Kuboki, Y., Takita, H., Kobayashi, D., et al. : BMP-induced osteogenesis on the surface of hydroxyapatite with geometrically feasible and nonfeasible structures : Topology of osteogenesis, J. Biomed. Mater. Res., 39 : 190-199, 1998.

18) Reddi AH, Huggins CB : Influence of geometry of transplanted tooth and bone on transformation of fibroblast, Proc. Soc. Exp. Biol. Med., 143 : 634-637, 1973.

19) Banes AJ, Gilbert J, Taylor D, et al.：A new vacuum-operated stress-providing instrument that applies static or variable duration cyclic tension or compression to cells in vitro, J. Cell. Sci., 75：35-42, 1985.
20) Folkman J, Greenspan HP：Influence of geometry on control of cell growth, Biochim. Biophys. Acta., 417：211-236, 1975.
21) Kuboki Y, Saito T, Murata M, et al.：Two distinctive BMP-carriers induce zonal chondrogenesis and membranous ossification, respectively；geometrical factors of matrices for cell-differentiation, Connect. Tissue. Res., 32：219-226, 1995.
22) Yoshimoto R, Takita H, Nemoto K, et al.：Attempts to Arrest the Cartilage Stage in Endochondral Ossification by Geometrical Devices of an Artificial ECM, Archives of Bioceramics Research, 5：404-407, 2005.
23) Nawata M, Wakitani S, Nakaya H, et al.：Use of bone morphogenetic protein 2 and diffusion chambers to engineer cartilage tissue for the repair of defects in articular cartilage, Arthritis. Rheum., 52：155-163, 2005.
24) Kuboki Y, Kikuchi M, Takita H, et al.：Laser-perforated membranous biomaterials induced pore size-dependent bone induction when used as a new BMP carrier, Connect Tissue Res., 44 Suppl 1：318-25, 2003.
25) 鶴間 章典, 田中 賢, 福島 伸之, 他：ハニカム構造を有するポリマーフィルム上での神経幹細胞の分化と増殖制御, 再生医療, 3：50-56, 2006.
26) 菊池 佑二, 菊池 裕子, 高橋 正行, 他：微細加工空間構造内での培養細胞の増殖・分化. 再生医療, 3：64-73, 2006.
27) 久保木 芳徳, 寺田 典子, 北川 善政, 他：人工ECMの幾何学：ハニカム長軸構造を持つ人工ECMにおける血管・骨の新生誘導能について. 第39回結合組織学会・第54回マトリックス研究会合同学術集会, 東京, 抄録集 p.98, A31, 2007.
28) 福島 和之, 富沢 将司, 榎本 光裕, 他：ハニカムコラーゲンを用いた損傷脊軸索の再生, 第6回日本再生医療学会総会発表, 再生医療：(6)増刊号, 120, 2007.
29) Weave VW, Petersen OW, Wang F, et al.：Reversion of malignant phenotype of human breast cells in three dimensional culture and in vivo by integrin blocking antibodies, J. Cell. Biol., 137：231-245, 1997.
30) D. Li, S. Iku, K. Nemoto, et al.：Geometry of artificial ECM：Three-Dimensional Structure of Titanium-Web(TW)Promotes Differentiation of Human Bone Marrow Mesenchymal Cells into Osteoblasts, J. Hard Tissue Biol., 14：333-334, 2005.
31) Kuboki Y, Yoshimoto R, Kato H, et al.：A New paradigm of titanium-bone bonding：creation of the collaboration zone between the both substances, by use of 3-D titanium web, which is attached to the titanium bulk by vacuum sintering, Archives of Bioceramics Research, 5：146-149, 2005.
32) Nakade T, Egashira N, Yoshimoto R, et al.：Dental Implant system based on titanium web?equipped titanium rod(TWT)induced collaboration zone between bone and rod of implant in beagle mandibles, Archives of Bioceramics Research, 5：277-280, 2005.
33) Branemark P-I, Breine U, Adell R：Intra Osseous anchorage of dental prostheses, I Experimental studies, Scand J. Plast. Reconstr. Surg., 3：81-100, 1969.
34) Yan W-Q, Nakamura T, Kobayashi M, et al.：Boding of chemically treated titanium implants into bone, J. Biomed. Mater. Res., 37：267-275, 1996.
35) Kuboki Y, Takita H, Tsuruga E, et al.：Rationale for hydroxyapatite-coated titanium-mesh as an effective carrier for BMP, J. Dental Res., 77：Special Issue A, Page 263, (abstract # 1262) 1998.
36) Vehof JW, Mahmood J, Takita H, et al.：Ectopic bone formation in titanium mesh loaded with Bone Morphogenetic Protein and coated with calcium phosphate, Plast. Reconstr. Surg., 108：434-443, 2001.
37) Vehof JW, Takita H, Kuboki Y, et al.：Histological characterization of the early stages of bone morphogenetic protein-induced osteogenesis, J. Biomed. Mater Res., Sep. 5；61(3)：440-9, 2002.
38) Jansen JA, Vehof JW, Ruhe PQ, et al.：Growth factor-loaded scaffolds for bone engineering, J. Control. Release. Jan., 3；101(1-3)：127-136, 2005.
39) Van den Dolder J, Vehof JW, Spauwen PH, et al.：Bone formation by rat bone marrow cells cultured on titanium fiber mesh：effect of in vitro culture time, J. Biomed. Mater Res., 62：350-358, 2002.
40) Murakmi N, Saito N, Horiuchi H, et al.：Repair of segmental defects in rabbit humeri with titanium fiber mesh cylinders containing recombinant human bone morphogenetic

protein-2 (rhBMP-2) and a synthetic polymer, J. Biomed. Mater Res., 62 : 169-174, 2002.

41) Tsukeoka T, Suzuki M, Ohtsuki C, et al. : Enhanced fixation of implants by bone ingrowth to titanium fiber mesh : Effect of incorporation of hydroxyapatite powder, J. Biomed. Mater. Res., 75B : 168-176, 2005.

42) Itoh S, Matubara M, Kawaguchi T, et al. : Enhancement of bone ingrowth in a titanium fiber mesh implant by rhBMP-2 and hyaluronic acid, J. Mater Sci. Mater in Med., 12 : 575-581, 2001.

43) Deporter DA, Watson PA, Pilliar RM, et al. : A prospective clinical study in humans of an endosseous dental implant partially covered with a powder-sintered porous coating : 3- to 4-year results, Int. J. Oral Maxillofac. Implants., 11 : 87-95, 1996.

44) Ingber DE : Tensegrity I. Cell structure and hierachical systems biology, J. Cell Science, 116 : 1157-1173, 2003.

45) Mizuno S., Watanabe S., Takagi T. : Hydrostatic pressure promotes cellularity and proliferation on human fibroblasts in a three-dimensional collagen gel/sponge, Biochem. Eng. J., 20 203-208, 2004.

46) Muroi Y, Kakubo K, Nakata K : Effects of compressive loading on human TMJ synovium-derived cells, K. J. ent. Res., 2007 (in press).

## 第4章　硬組織再生医療に求められる生物学的機能性材料

### はじめに

再生医療では，細胞活動に適した新しい生体材料を開発することが強く求められている。

骨・軟骨・腱・靭帯あるいは神経・角膜実質をはじめとした多くの組織は，細胞とそれを取りまく細胞外基質（生体セラミックスやポリマー）から成りたっている。細胞外基質は，各組織によって異なっており，それぞれ固有なナノ構造と微小環境を形作っている。

ここ数年，細胞の周囲の微小環境が果たす役割に関して，分子生物学や基礎・臨床医学の視点に立った研究が大きく進展してきた。すなわち，細胞を取りまく微小環境は，細胞の分化・増殖に大きく影響しており，そのメカニズムが学際領域として理解されつつある。

しかし，材料科学から生命機能に対するアプローチはまだまだ不十分である。そこで本稿では，細胞外基質が「生命機能」にいかに影響するかについてナノテクノロジーの視点から考えてみたい。

図1に，生体材料科学の今後の方向についての概念図を示す。図のように，第一世代では生体親和性の高い材料を開発することが目標であった。それが第二世代では，材料が細胞の遺伝情報に働きかけ，それぞれの器官に固有な細胞に分化・誘導させる生体材料（生命機能材料と呼べるかもしれない）を開発することに目標が変化している。細胞の遺伝子発現を促進する環境・構造，あるいは細胞機能を維持する物理化学的な特徴をもつ新しい材料開発が大切になっている。特に，骨・歯などの硬組織に関係するバイオセラミックスの領域では，そのような新しい材料制御が実現に近いと期待されている。

骨代謝として，骨は常にリモデリングされている。そのため，骨の細胞外基質は，壊れた骨組織を再建するのに最も適したナノ構造・環境を与えると予想される。しかし，骨の細胞外基質は複雑であり，全く同じ構造を人工的に再現することは現在の技術では不可能である。そこで，材料が細胞の遺伝子発現・表現型に与える効果を調べ，遺伝情報に働きかけるナノ構造の基本要素を抽出することが大切である。現在，

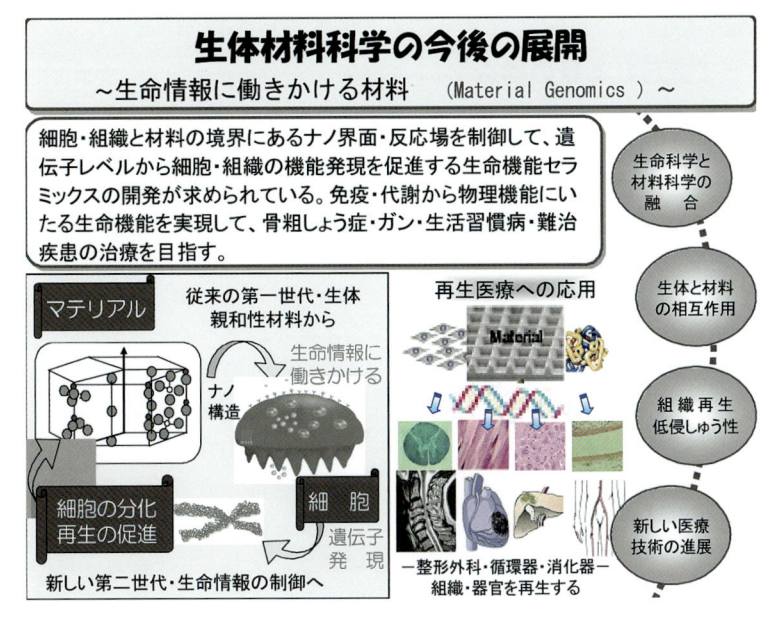

図1　バイオセラミックスのあり方

著者　田中 順三　東京工業大学大学院理工学研究科材料工学

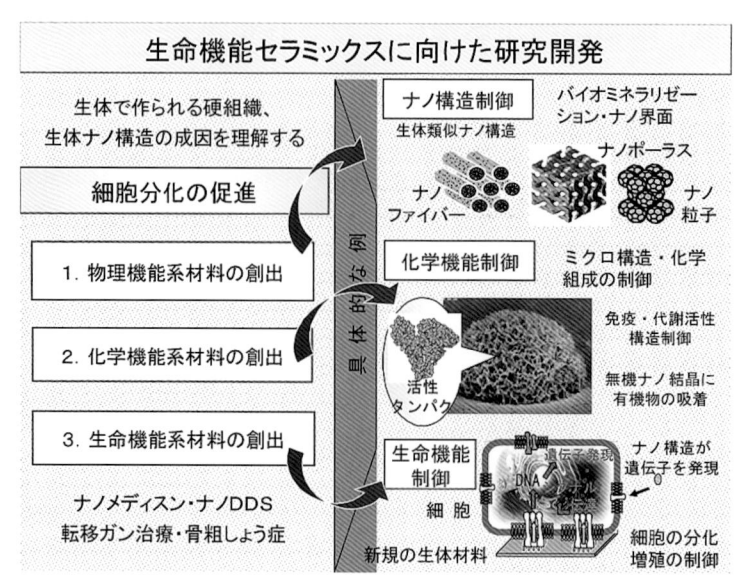

図2 新しい材料開発について

そのような学際的な研究が始まろうとしている。しかし，その研究はまだまだ創生期であり，その進展のためには，実効的な医工連携の推進が求められている。図2に新しい材料開発のスキームを示す。

本稿では，本当の骨に変わる骨再生材料について紹介する。さらに，将来の骨転移がんの治療から，高齢者の骨粗しょう症にいたる材料開発について概観したい。

## I. 細胞によって造られる骨の構造

骨の主成分は，無機材料のアパタイト（重量で約65％）である。ついで有機材料のコラーゲンが約25％を占めている。骨の微構造を調べると，分子長300 nmのコラーゲンが向きをそろえて整列して長い線維を作っている。さらに，その上にアパタイトのナノ結晶（20～40 nm）が規則正しく配列している（図3）。つまり，骨は典型的な高分子材料とセラミックス材料のナノコンポジットである。これまでの研究から，その規則構造がどのようにして作られるか，その機構について明らかになってきている。

骨は骨芽細胞によって作られる。その骨芽細胞は，コラーゲンを細胞内で合成して細胞外に放出する。さらに，骨芽細胞は骨形成の時系列を制御している[1]。工学的に骨と類似した材料

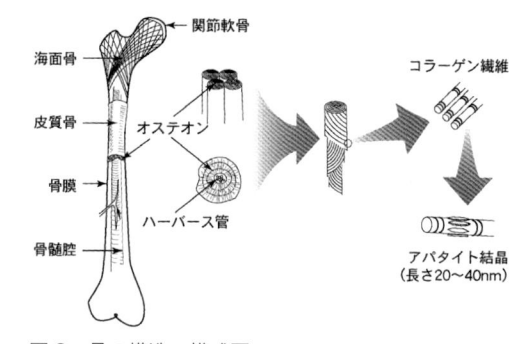

図3 骨の構造の模式図
骨はアパタイトとコラーゲンのナノ複合体繊維からなり，それがさらに高次の構造を造っている。

を合成するためには，骨芽細胞が制御している時系列を材料科学的に試験管の中で実現することである。実際には，コラーゲンとアパタイトは自己組織化によって配列構造を形成することが結果としてわかっている。自己組織化が起こる条件を探るために，骨芽細胞と正反対の働きをしている破骨細胞の骨吸収の化学的プロセスを調べることが役だつ。

破骨細胞が骨に接着すると細胞内のカスケードが働きはじめて，まずプロトンポンプによって細胞と骨の間の局所空間が酸性にされる。その結果，アパタイトが化学反応によって溶解する。それと同時に，破骨細胞は酸性で作用する酵素（コラゲナーゼ）を局所空間に放出する。そして，コラーゲンが分解される[1]。以上のことから，破骨細胞は，細胞の周囲の化学的環境

を整えて，骨は局所空間の中で化学反応によって吸収されていくことがわかる。

この骨吸収の逆機構として骨形成を捉えることができる。つまり，骨芽細胞は周囲の化学的環境をアルカリに調整し，ついで骨の主成分であるアパタイトとコラーゲンが材料自身の相互作用によって自発的に整列構造を構築すると予想される。すなわち，骨芽細胞が制御している化学的な条件がわかれば，自己組織化によって骨の構造は工学的に構築できると期待される。

## II. アパタイトとコラーゲンの自己組織化[2]

アパタイトとコラーゲンは，それぞれの材料の表面に存在するイオン種や官能基の相互作用によって，方向そろえて並ぶと考えられる。そこで，図4の装置を用いて骨に類似した組成の複合体を合成した。バイオインスパイアドな反応によって自己組織化を起こすため，下記のように組成・反応温度・pHが制御された。

出発物質は，カルシウム源として高純度の水酸化カルシウム懸濁液，またリン酸源としてリン酸水溶液が用いられている。アテロコラーゲン（非抗原性コラーゲン）は，リン酸水溶液に分散された。反応温度は，コラーゲンが体温近傍の40℃でゼラチン化することを考慮して，室温（25℃）から40℃の間で制御する必要がある。pHは，体内のpH（7.2〜7.4）と，アパタイトが安定してできるpHを考慮して，7〜9に設定された。

組成・反応温度・pHの3次元のパラメータを制御しつつ合成する，膨大な作業の結果として，反応温度40℃，pH8〜9の条件で自己組織化が実現されることが示されている。

図5に得られた水酸アパタイト・コラーゲン（HAp/Col）複合体を示す。複合体は，長さ数ミクロンから数センチメートルに達する線維を形成している。この線維の中で，アパタイトは50ナノメートルの微結晶として存在しており，コラーゲン分子の長さ方向に配向している。写真の右上に挿入された電子線回折像から，アパタイトのc軸がコラーゲン線維の伸長方向に配向していることがわかる。この微構造は骨とほぼ同じ構造である（図6）。

自己組織化がおきた反応温度40℃は，コラーゲン分子の周囲に存在する水和水が脱水する温

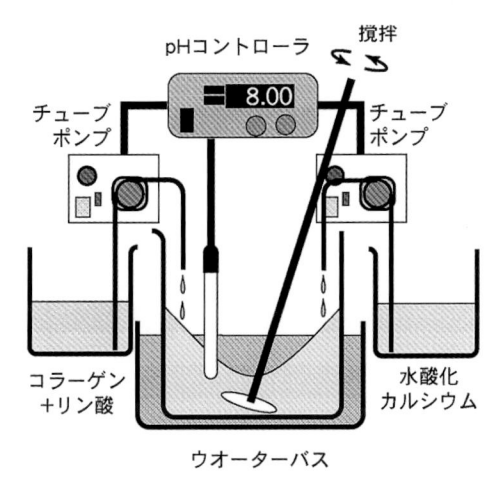

図4 同時滴下法を用いた複合体合成装置
　温度はウオーターバス，Phはチューブポンプで制御される。

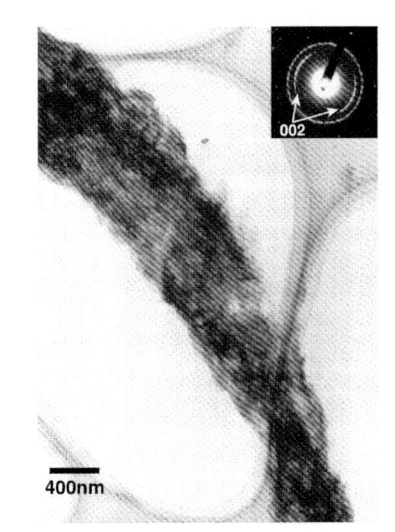

図5 HAp/Col自己組織化ナノ複合体の透過型電子顕微鏡写真
　図中の電子線回折像により，複合体中のアパタイトナノ結晶はコラーゲンの線維方向に配向している。

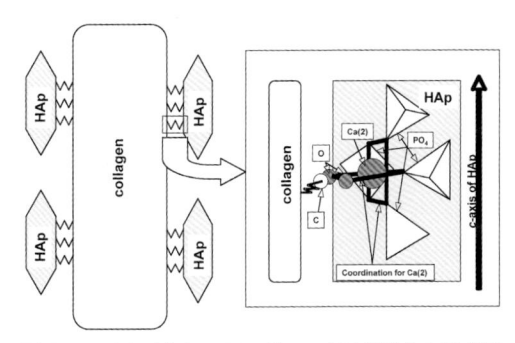

図6 アパタイトとコラーゲンの自己組織化の模式図

度に一致している[3]。一方，pH8〜9は，用いたコラーゲンの等電点と一致している。また，アパタイトが安定して生成する条件とも一致している[4]。

海に住んでいた生物（無顎類）が骨の原器（アスピディン）を獲得した時，生体の必須元素であるリン酸を貯蔵するため，コラーゲンと複合体を形成した。この組み合わせは，単なる偶然ではなく化学的な必然性があって決定されたと考えられる（第1章参照）。つまり，アパタイト（リン酸カルシウム）は，他のあらゆる化合物に比較して水溶液中で最も安定であり，最も溶けにくい難溶性（最も小さいイオン化積：およそ$10^{-100}$）をもっている。極めて低いリン酸とカルシウムの濃度でもアパタイト粒子として析出することができる。さらに，アパタイトは，上の合成実験でみたようにコラーゲンと安定な複合体を形成できるため，両者の組み合わせは必然的にできあがったと推測される。生物が陸上に上がるため有利だったのは，アパタイトとコラーゲンの複合体が，自己組織化現象によって配向して秩序状態をもつことができた点であり，結果として無秩序状態より5〜10倍高い機械的強度を骨は獲得している。

以上のように，骨の材料のナノ構造の制御は，機械的性質という物理機能の制御につながる。骨の場合は，バイオミメティックな水溶液反応（ソフトナノテクノロジー）によって実現された。

## III. HAp/Col複合体からできたスポンジ状多孔体

実際に材料を医療デバイスとして利用する場合，細胞や組織の侵入性を高めることが求められる。生物学的な機能や組織の再生能力を高めるためには，多孔体を作製する必要がある。

しかし，HAp/Col複合体を多孔体にするためには，コラーゲンを含んでいるため，セラミックス単体の場合のように高温で焼成する方法は採用できない。また，本複合体は配向性をもった繊維であるため，普通の凍結乾燥法では不均一な多孔体になると予想される。そこで，合成した複合体線維をコラーゲン溶液に混合して，複合体線維が均一に分散したゲルを作成する。

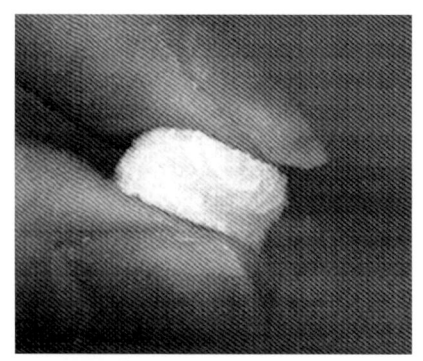

図7 スポンジのような弾力を持ったHAp/Col複合体の多孔体

それを種々の温度で凍結して氷の結晶を成長させた後に凍結乾燥をすることによって，気孔率の高い均一な多孔体を作成できる。

得られた多孔体は，図7のように，水を含んだ状態で指でつまんでつぶすことができ，しかも指を離すとすぐに元に状態に戻るスポンジのような物性をもっている。

## IV. 複合体の骨組織反応

骨に類似した組成・構造をもった複合体は，骨に移植するとどうなるだろうか。ラット（SD系）の脛骨に開けた骨孔（直径2mm）に複合体を埋入して，組織反応が調べられている[5,6]。その結果，埋入後5日以内に，破骨細胞による複合体の吸収が認められている。またそれから少し遅れて，複合体周囲に骨芽細胞が誘導され，アルカリフォスファターゼの活性が増大するこ

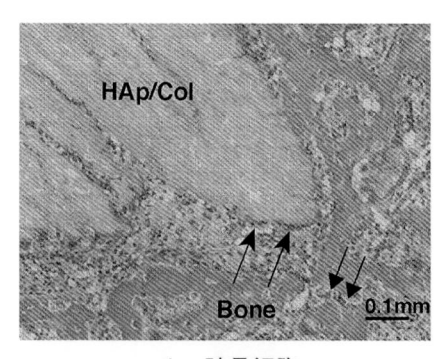

← 破骨細胞
← 骨芽細胞

図8 HAp/Col複合体の組織反応
材料が破骨細胞によって吸収され，その後に骨芽細胞が骨を形成される。材料周囲で骨代謝が誘導されている。

とが観測されている（図8）。このことは，埋植された複合体が，周囲の細胞・組織によってあたかも「骨」と認識され，その結果として破骨細胞が誘導されて材料の吸収が引き起こされている。さらに，その破骨細胞に刺激されて，骨芽細胞による骨形成が誘引されることを示唆している。複合体は12週間でほぼ吸収され，新生骨に置換される。

同じ材料がビーグル犬の脛骨の離断部（長さ20mm）に埋入された。その結果，離断部はほぼ12週間で新生骨に置き換わることが示されている[2]。

以上のことから，骨に類似した組成と微構造をもっている複合体は，生体内の骨代謝に取り込まれて骨に置換する。したがって，材料のナノ構造（細胞外マトリックスに類似した構造）とミクロ構造（細胞が侵入しやすい多孔性）を制御すると，骨組織の再生に適した機能性バイオマテリアルが得られることを示唆している。

## V．骨代謝・免疫制御DDSへの展開

骨転移ガンは，ガン細胞の直接浸潤ではなく，ガン細胞が破骨細胞を活性化して骨を溶かす代謝系の乱れである（図9）。それは，骨粗しょう症と同一の機序であり，両疾患とも骨量が低下する。そこで，骨粗しょう症の薬である薬剤（ビスフォスフォネートBPsなど）を用いて，副作用を軽減しつつ，転移性病変の根治療法につなげる技術が求められている。この骨転移ガンを制御する技術開発は，将来，高齢者の骨粗しょう症や関節リウマチの低侵しゅう・局所投与療法に展開できるため，汎用性が高く，高齢社会における基本となる技術である。表1に典型的な疾患・薬剤を示す。

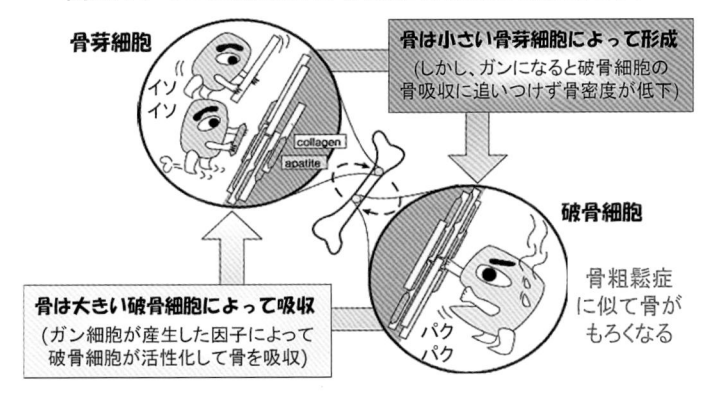

図9　骨転移がんにおける細胞活動

表1　骨疾患と考えられる薬剤

| 疾患名 | 用いられる薬剤の例 | 薬剤の特徴 |
|---|---|---|
| 転移性骨腫瘍・ガン | ビスフォスフォネートBPs | ①細胞障害性のATP類似物の産生する<br>②細胞骨格を破壊してアポトーシス（細胞死）を誘導する<br>③骨に付着してカルシウム溶出を防ぐ |
| 骨粗しょう症 | ラロキシフェン | 骨のエストロゲン（女性ホルモン）受容体に選択的に作用して骨吸収作用を抑制する |
| 関節リウマチ | インターフェロンγ INF-γ | 関節滑膜のTリンパ球が産生して，破骨細胞への分化を抑制する効果がある．関節リウマチになると産生が低下 |

難治性骨疾患の分子生物学的基礎（サイトカインネットワーク）が理解されつつある現在，低侵しゅう性・局所治療技術を実用化するためにDDS（Drug Delivery System 薬物送達システム）材料技術の開発が急がれる。高齢者・女性の骨粗しょう症や転移性骨腫瘍の治療には，「徐放性」・「局所安定性」・「生分解性」・「低毒性」の素材が必要であり，さらに製剤化に必要な「易形成性」・「単分散／粒子分布」・「吸着／内包技術」が不可欠である。

　DDS担体の研究は，これまで高分子を中心に研究が進められてきた。しかし，骨格系疾患に対しては，骨の主成分であるリン酸カルシウム系が有効である。リン酸カルシウムに関しては，これまでに多岐にわたる材料技術が蓄積されている。すなわち，リン酸カルシウム系セラミックスに，タンパク質の立体構造・薬効を変化させないで大量・安定に結合させる技術（抗ガン剤・ビスフォスフォネート・INF-γ系に応用可），さらにセラミックスの分解速度を制御して薬物放出速度・期間をコントロールする技術などが研究されている[7〜9]。

　転移性骨腫瘍・ガン，骨粗しょう症，関節リウマチになると，図10に示すように，①骨を壊す破骨細胞が活性化され，②骨を溶かす。そこで，③疾患部にDDS製剤を注入しておく。すると，破骨細胞が増えることによりリン酸カルシウム系のDDS製剤が溶解する。その結果，④薬剤（BPs, INF-γなど）を自動的に放出する。以上のメカニズムにより，破骨細胞の活性・分化が抑制され，骨吸収が止まって疾患の進行を防ぐことができる。

　アパタイト－コラーゲン系の材料は，破骨細胞が接着しやすい。そのため，破骨細胞と材料の間に局所空間（ハウシップ吸収窩）ができ，その空間に細胞のプロトンポンプからH$^+$が放出されて，酸性になる。リン酸カルシウムは酸性条件で化学的に分解されるため，複合体の内部に固定された薬剤が自動的に放出される。

　すなわち，リン酸カルシウム系材料と薬剤を複合化することによって，破骨細胞に応答する薬物放出材料ができる。骨代謝・免疫系の働きを制御する材料技術への展開が期待される。

## おわりに

　医療デバイス産業は，米国が圧倒的に高い産業競争力を確保している。それは，米国が手術用具を含めた治療システムの製品化に強い蓄積を持っているためと考えられる。それに対して，わが国はバイオマテリアルの分野，とりわけ硬組織系の医療セラミックスでは米国・欧州より遙かに高い技術力を蓄積している。したがって，セラミックスを中心に材料技術を活用することによって，再生医療・低侵しゅう性治療のデバイス・システム化の活性化につなげることが大切である。

　ナノサイエンスとバイオテクノロジーが融合

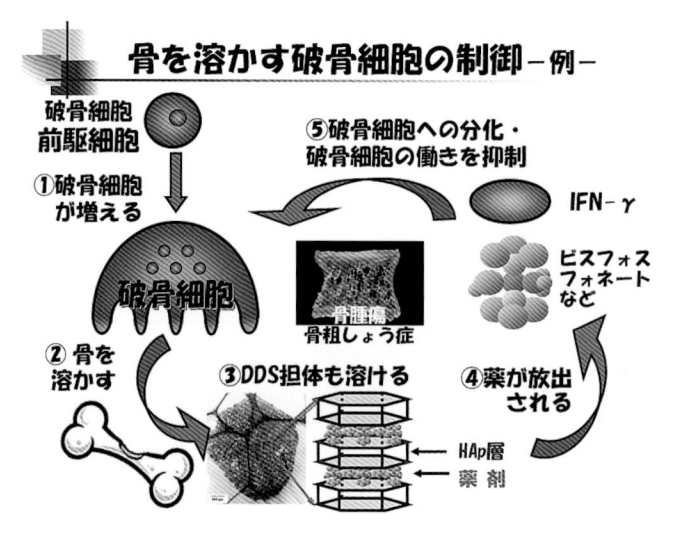

図10　骨得転移がん治療のためのDDSの開発

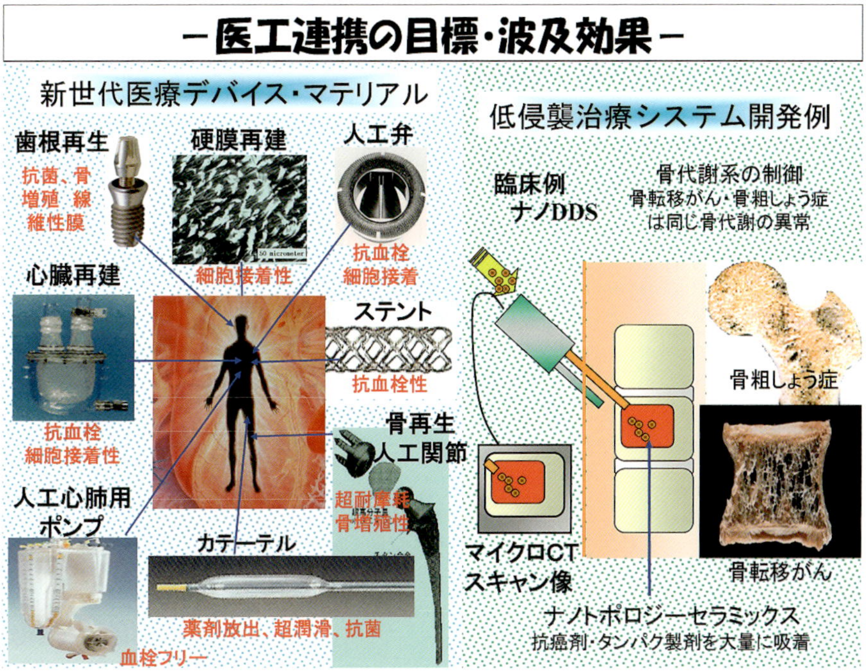

図11 研究の波及効果

することにより，潜在的な医療技術をデバイスとして顕在化して，医療産業の育成につなげる必要がある．骨粗しょう症・ガン・生活習慣病・難治疾患等に適したナノ構造・生物学的安全性の検証，および低侵しゅう性治療・再生医療に利用できる医療デバイス・システムの諸特性について検討する必要があろう（図11参照）．

## 参考文献

1) 須田 立雄, 小澤 英浩, 高橋 栄明："骨の科学", 医歯薬出版（株）, 東京, 41-64, 129-154, 1985.
2) Kikuchi, M., Itoh, S., Ichinose, S., Shinomiya, K., Tanaka, J.：Biomaterials,：22, 1705-1711, 2001.
3) 菊池 正紀, 末次 寧, 趙 晟佰, 他：ハイドロキシアパタイト／コラーゲン複合体の作成と強度, 日本セラミックス協会第10回秋季シンポジウム講演予稿集, 長野, p73, 1997.
4) H. Aoki：Medical Applications of Hydroxyapatite, Ishiyaku-Euro America, 176-178, 1994.
5) 松本 裕子, 小山 富久, 高久田 和夫, 他：第27回日本臨床バイオメカニクス学会抄録集, つくば, p88, 2000.
6) Masanori Kikuchi, Hiroko N Matsumoto, Takeki Yamada, et al.：Biomaterials,：25, 63-69, 2004.
7) Monkawa A, Ikoma T, Yunoki S, et al.：Fabrication of hydroxyapatite ultra-thin layer on gold surface and its application for quartz crystal microbalance technique, Biomaterials, in press.
8) Mizushima Y, Ikoma T, Tanaka J, et al.：Injectable porous hydroxyapatite microparticles as a new carrier for protein and lipophilic drugs, Journal of Controlled Release, 110(2)：260-265, 2006.
9) Tonegawa T, Ikoma T, Monkawa A, et al.：Protein adsorption ability of porous hydroxyapatite microparticle with metal ions, Key Engineering Materials, 309-311：81-84 Part1-2, 2006.

# 第5章 硬組織再建に用いられる薬とその開発の問題点

## はじめに

　骨や歯のような硬い組織は硬組織と呼ばれている。例えば骨の場合，不慮の事故や外傷を受けると折れたり（骨折）あるいは砕けたりして，本来あるべきところに骨がない状態（骨欠損）になる。当然このような状態は病気（疾患）であり，治療が必要になる。普通の骨折であればギブスなどを当てて動かないようにし，安静を心がけることにより，体がもつ自然の治癒力により治療を行うことができる。しかしながら骨が複雑に折れてしまったり，骨折した部分の皮膚が破れ，骨が外から見えるようになってしまったり，さらには骨が砕けてしまうような場合には，手術をしてしっかりとねじやプレートやワイヤーなどをつかって固定し，骨が足りないところには人工的に作った骨の代替品（人工骨補填材）を足したりして治療する。このように治療しても場合によっては，骨のくっつきが著しく遅れたり（遷延治癒），くっつかなかったりすることもある（癒合不全）。このような場合には超音波による特殊な治療や，再度手術を行って，くっつかない原因を改めるような治療法を行う。ではもし，薬を飲んだり患部に注入することによりこのような状態を改善することができたらどうだろう。あるいは本来ならば半年ほど治療にかかるはずの重症な骨折を，薬の力を借りて2〜3ヶ月で治すことができたら，それは夢のような話である。しかしながらこのような薬は決して単なる夢物語ではなく，現実にアメリカやヨーロッパでは製品として発売され，治療に役立てられている。この薬の成分は，細胞を増殖したり，細胞が骨へ変わっていく速度を上げるような性質をもっている。これらはもともと体の中に存在する物質を，遺伝子工学により大量生産し，医薬品としたものである。これらの物質を細胞増殖因子や分化誘導因子と呼んでいる。このような物質は骨の再生だけではなく，皮膚，角膜，血管などの再生にも応用を期待されていて，一部はすでに薬として応用されている。この項では，これらの主要な因子の発見の経緯と産業化（製品化）の状況，そして主要な臨床成績や問題点について述べる。

## I. 細胞増殖因子・分化誘導因子発見の歴史

　細胞増殖因子の発見年表を表1に示す。細胞増殖因子の最初の発見は1950年代で，Levi-Montalcini, Hamburgerという研究者らが，神経細胞の生存や成長に関わる物質を見つけ，神経栄養因子（Nerve Growth Factor；NGF)[1]と名づけたことに端を発している。Levi-Montalciniはこの業績により，1962年にマウス顎下腺から上皮増殖因子（Epidermal Growth Factor；EGF）を発見したCohen[2]とともに，1986年のノーベル医学・生理学賞を受賞している。

　線維芽細胞増殖因子（Fibroblast Growth Factor；FGF）の発見はNGFの発見より20年ほど後の1974年である。アメリカのSalk Instituteに所属していたGospodarowiczは，ウシ下垂から抽出したあるたんぱく質が線維芽

表1　細胞増殖因子発見の歴史

| 発見年 | 細胞増殖因子名 |
| --- | --- |
| 1951 | 神経栄養因子（NGF） |
| 1962 | 上皮増殖因子（EGF） |
| 1965 | 骨形成因子（BMP） |
| 1974 | 線維芽細胞増殖因子（FGF） |
|  | 血小板由来増殖因子（PDGF） |
| 1978 | 形質転換増殖因子（TGF） |
|  | インスリン様増殖因子（IGF） |
| 1984 | 肝細胞増殖因子（HGF） |
| 1989 | 血管内皮増殖因子（VEGF） |

著者　土方　重樹　科研製薬株式会社FGFプロダクト推進部

細胞の一種である3T3細胞の増殖を促進することを発見し[3]，このように名づけた。さらにその後の研究によりこのFGFは，線維芽細胞以外にも血管内皮細胞，平滑筋細胞，軟骨細胞や，いま再生医療で話題の間葉系幹細胞の増殖を促進することがしだいにわかってきた。FGF発見から10年後の1984年には，このFGFは，構造はよく似ているが性質がやや異なる2つのたんぱく質の混ざりものであり，その構造上の性質から塩基性線維芽細胞増殖因子（basic Fibroblast Growth Factor：bFGF，FGF-2）と酸性線維芽細胞増殖因子（acidic Fibroblast Growth Factor：aFGF，FGF-1）の2種類に分けられた[4,5]。現在までにFGFは構造の似た22種類のたんぱく質が，ヒトから発見されており，FGFファミリーという名で分類されている。

血小板由来増殖因子（Platelet-Derived Growth Factor：PDGF）はRossらにより発見された。この研究者は動脈硬化が起こる原因として，血管内皮細胞が何らかの原因によって障害を受けたとき障害部位に血小板が凝集を起こし，その血小板より放出される因子によって血管平滑筋細胞が増殖，遊走（細胞がアメーバのように動いていくこと）することにより引き起こされると述べている[6]，このときの原因となる因子こそがPDGFであることが後に明らかとされた。

1965年にUristは，脱灰骨基質中に含まれる物質が，骨の存在しない組織に骨を作るはたらきをもつことを報告し[7]骨形成因子（Bone Morphogenic Protein：BMP）と名づけた。その後の研究により，BMPはFGFと同様にファミリーを形成（TGF-βスーパーファミリーと呼ぶ）していることが明らかとなった。

肝細胞増殖因子（Hepatocyte Growth Factor：HGF）は日本で発見された最初の細胞増殖因子であり，中村らによって1984年に肝臓の細胞に対する増殖因子として見出された[8]。現在では血管を再生させる因子として大変注目されている。

血管内皮細胞増殖因子（Vascular Endothelial Growth Factor：VEGF）は血管内皮細胞に対する強力な増殖因子であり，1989年にFerraraのグループにより見出された[9]。またその後の研究によりVEGFは，1983年に発見されていた血管透過因子（vascular permeability factor：VPF）と同じものであることが明らかになった[10]。VEGFはAからEそしてPIGFからなり，中でもVEGF-CおよびDは血管ではなくリンパ管の再生に関与することがわかっている。またVEGFはPDGFと構造上の共通点が多いことから，VEGF/PDGFファミリーとして分類されることもある。

## II．すでに発売されている硬組織再生薬や医療器具

### 1．BMP-2

BMP-2は数ある硬組織を再生させる因子の中でも，当初よりもっとも期待される物質であった。Genetic Institute社とWyeth社の2つの会社は，骨粗鬆症の患者の脊椎固定術（背骨がつぶれてしまった場合などに背骨を固定する手術）のときにBMP-2を使用して，骨を再生させることにより固定を行うことを目指した。コラーゲンスポンジにBMP-2を含ませた材料を用いて小規模の臨床試験を[11]，またそれに続いて同じ材料を使用した大規模な臨床試験を行った[12]。患者自身の腰の骨（腸骨）を背骨に移植した場合（自家腸骨移植）と比べて，BMP-2を使用した場合には手術時間が短縮でき，手術時出血量が少なく，24ヶ月後に骨が癒合する率（骨癒合率）を評価したところ腸骨の移植とBMP-2投与は成績が変わらなかった。現在は脊椎癒合促進材として2002年より米国，2005年より欧州で販売されている。製品名は米国がINFUSE® Bonegraft，欧州がInductOS®である。

開放骨折（皮膚が損傷して骨が直接外部と接する状態の骨折）を手術により治療する際の補助療法としての臨床試験も行われている[13]。脛骨（すねの骨）の開放骨折の患者450例を対象に，標準的治療（通常行われる骨折の治療）とコラーゲンスポンジに複合化した2種類の濃度のBMP-2群（高用量BMP-2，低用量BMP-2）の3群にて行われた臨床試験において，12週以内に追加の治療を必要とした割合を比較した。その結果，標準的治療のみを行っ

た群は46％であったのに対し，高用量BMP-2群では26％と，追加の治療を必要とする割合はBMP-2投与群が低かった。現在，米国，欧州で販売されており，BMP-2製品全体の欧米での売り上げは2億4千万ドル程度と推計されている。

なお，日本国内では山之内製薬（現アステラス製薬）が脊椎固定での臨床試験を終了し，製造承認申請を行ったが承認には至っておらず，開発権ならびに販売権を日本メドトロニック社に売却した。

## 2．OP-1（BMP-7）

OP-1もBMP-2と同様に，脊椎固定術と長幹骨癒合の補助療法として開発された。脊椎すべり症の脊椎固定を目的として，自家腸骨移植を対照とした試験が行われており[14]，処置1年後におけるX線写真上の骨癒合率は，OP-1群で74％，自家腸骨移植群で60％，また腰痛障害の指標であるOswestryスコアはOP-1群で86％，自家腸骨移植群で73％であった。また脛骨癒合不全（脛骨の骨折が治らない状態）の患者を対象とし，自家腸骨移植と比較した試験も行われており[15]，OP-1は自家腸骨移植の治療成績と同等であることが示された。

OP-1はStryker Biotech社よりOP-1®の商品名で，米国，欧州，オーストラリア，カナダで発売されている（図1）。OP-1®Implantは骨移植などの治療ができない長管骨（腕や足などの長い骨）癒合不全に，OP-1®Puttyは脊椎固定術において自家骨移植の代替法として使用される。主成分であるOP-1をコラーゲンと混合したペースト状の製品である。日本国内では第Ⅱ相試験が終了しているが，Stryker Biotech社は日本国内での第Ⅲ相試験を断念した。ウシ血清を用いるOP-1の製造法開発ののちに治験を再開する模様である。

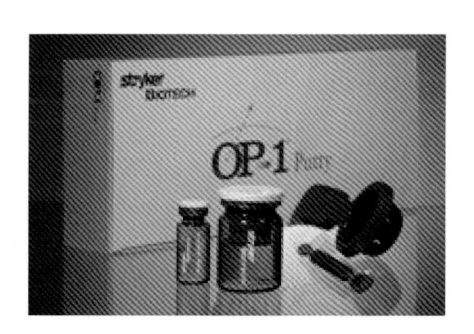

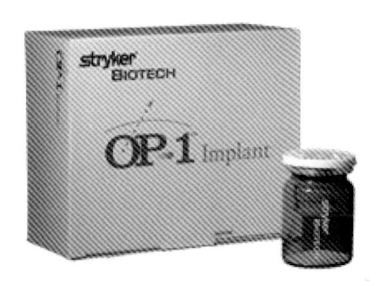

## 3．PDGF

歯周病が重症化すると，歯を支える骨である歯槽骨が徐々に溶けていく。このような歯槽骨の欠損を修復することを目的として開発された製品がGEM21S®である（図2）。このGEM21S®の主成分はPDGFと吸収性の人工骨補填材料である$\beta$-TCPであり，使用時に組み合わせて使用する。

PDGFの歯槽骨欠損の応用を目的とした臨床試験は当初，PDGFとインスリン様増殖因子-1（IGF-1）を混合したもので行われた[16]。その結果PDGF/IGF-1を投与した患者群は，投与していない群に比べ歯槽骨欠損を有意に修復した。しかしながらPDGF/IGF-1

図1 OP-1®
 左がOP-1®Puttyで，脊椎固定に使用する。右はOP-1®Implantで，長管骨の癒合不全に使用する。（写真はStrykerBiotech社のホームページより転載）

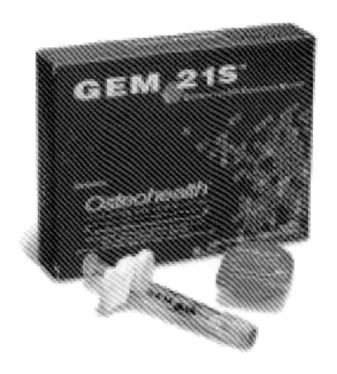

図2 GEM21S®
 歯周病による歯槽骨欠損の修復に用いられる。PDGFと吸収性人工骨である$\beta$-TCPを使用時に混合して欠損部の補填をする。米国とカナダで発売。医療機器としての承認。
 （写真はOsteohealth社のホームページより転載）

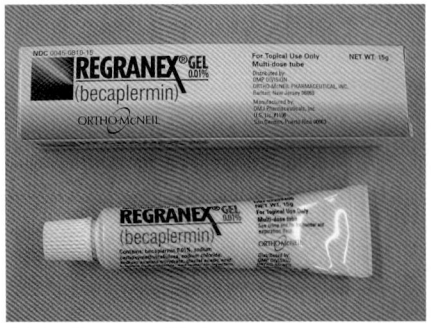

図3 Regranex®Gel
　世界中で最も多く使用されている細胞増殖因子製剤．取得適応症は糖尿病性潰瘍で，米国，カナダ，欧州，韓国などで発売されている．CMC ゲル中に PDGF が溶解したものがチューブに入っている．（著者撮影）

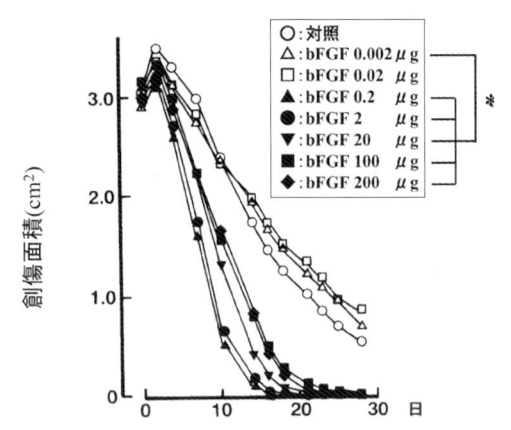

図4 bFGFの糖尿病マウス皮膚全層切除創に対する作用
　糖尿病マウス背部に2cm²の全層欠損創を作成し，bFGF水溶液を1日1回7日間投与した．対照群に比べ，bFGF投与群では創傷治癒の促進が認められた．最も創傷面積の縮小を認めたのは，bFGF 0.2μg投与群で，高濃度群では効果が減弱するベル型用量反応を認めた（文献7）．

コンビネーションの臨床試験はその後進んでおらず，PDGFとβ-TCPの組み合わせで新たな臨床試験が行われた[17]。β-TCP単独群，β-TCP＋0.3mg/mL PDGF群，およびβ-TCP＋1mg/mL PDGF群の3群により180症例を集めて行われた臨床試験において，PDGF 0.3mg/mL群がもっとも高い有効性を示した。

PGDFは骨以外の領域でも製品化が進んでおり，アメリカ，ヨーロッパ，カナダ，韓国等でRegranex®gelの商品名で，糖尿病性皮膚潰瘍治療薬として発売されている（図3）。282例の糖尿病性皮膚潰瘍の患者を対象としたPGDF含有ゲルの臨床試験が行われている[18]。プラセボ（薬物の入っていない製剤）と異なる2種類の濃度のPDGF群（高用量PDGF，低用量PDGF）を比較したところ，投与20週後における治癒率は，プラセボ群が35％であったのに対し，高用量PDGF群は50％であり，高用量PDGF群は有意に治癒を促進した。本剤の2005年の世界中での売り上げは5300万ドルで，95％は米国で使用されている。

## III. bFGFの硬組織再生薬としての開発

1986年に米国California Biotechnology社（現Scios社）のAbrahamのグループが，ヒトbFGFの全塩基配列を解明したと報告した[19]ことにより，bFGFの医薬品開発は加速した。科研製薬は1988年に同社と遺伝子組換えヒト型bFGF（一般名：トラフェルミン）について契約を結び，日本国内での皮膚潰瘍治療薬としての開発に着手した。動物を用いた基礎研究[20]（図4）ののちに，1990年より日本国内で臨床試験を開始し，褥瘡（とこずれ）をはじめとする皮膚潰瘍に対する有効性を明らかにした[21,22]（図5）。これらの臨床試験結果をもとに1996年に厚生省（現厚生労働省）に医薬品承認申請を行い，2001年4月に承認取得した。同年6月よりフィブラスト®スプレー（図6）の商品名で日本国内での販売を開始，適応症は褥瘡，皮膚潰瘍（熱傷潰瘍・下腿潰瘍）である。2005年の売り上げは約40億円。海外ではScios社が米国にて同様の適応症取得を目指して開発を行ったものの，臨床試験がうまくいかず開発を中止した。

一方でbFGFは，未分化な前骨芽細胞の増殖を強く促進することにより骨折部位の仮骨量を早期に増加させ，骨折の治癒を促進することが明らかになった[23〜25]。そこでbFGFの局所貯留性を高め，血中移行を防止する剤形として，架橋ゼラチンハイドロゲル[26]を選択し，検討を行った。サルの骨折モデルを作成し，bFGF 200μgを含む架橋ゼラチンハイドロゲルを骨折部位に単回投与したところ，骨折部位の骨密度を回復させること，および骨折部の力学的強度の回復を促進すること等が示された（図7）[27]。

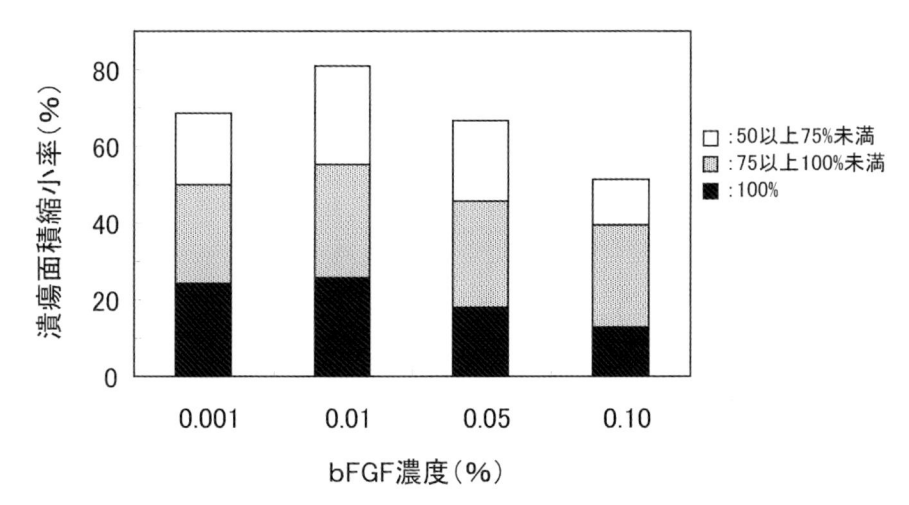

図5 皮膚潰瘍面積縮小率に対するbFGF濃度の影響
　　上記濃度のbFGF製剤を1日1回投与したときの4週間後の潰瘍面積縮小率を調べた。0.01%を至適用量とし前後の濃度では薬効が減弱する、ベル型用量反応がラットの実験同様認められた。これらの現象は高濃度のbFGFによる細胞の分化抑制や、FGF受容体のダウンレギュレーションにより引き起こされるものと考えられている（文献8より改変）。

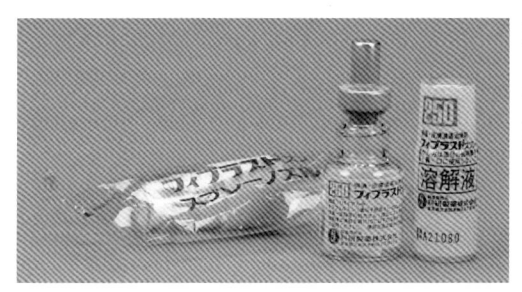

図6 フィブラスト®スプレー
　　科研製薬が世界に先駆けて、日本にて2001年6月より発売。適応症は褥瘡・皮膚潰瘍（下腿潰瘍・熱傷潰瘍）。bFGF本体は凍結乾燥されており、使用時に添付溶解液（右）をbFGFの入ったバイアルに注入し、bFGFを溶解する。溶解後スプレーヘッド（左）を取り付け、患部に1日1回噴霧する。旺盛な肉芽形成能と血管新生作用を併せもつ。

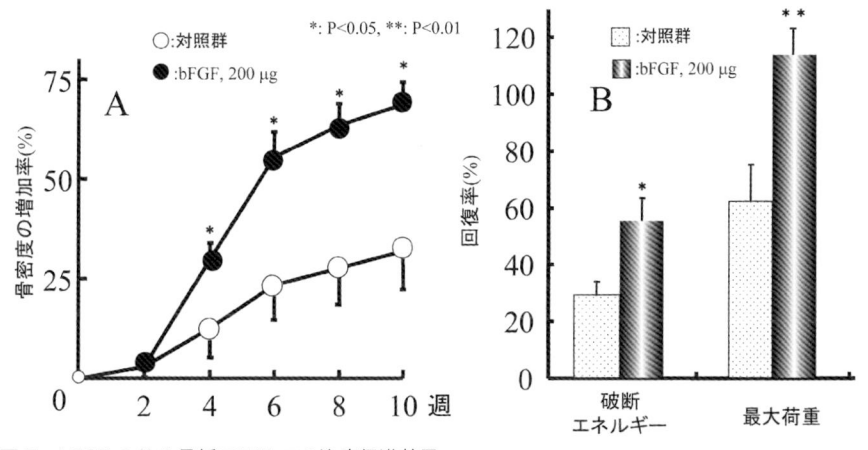

図7 bFGFのサル骨折モデルでの治癒促進効果
　　サル尺骨bFGF 200μgを含む架橋ゼラチンハイドロゲルを骨折部位に単回投与したところ、経時的に骨折部位の骨密度を有意に回復させた（A）。また投与10週後の骨折部において力学的強度の有意義な回復が認められた（B）（文献10より改変）。

日本国内においてもbFGFの骨形成促進作用を確認する臨床試験が行われ，最近その第1報がなされた[28]。変形性膝関節症の治療として脛骨の膝に近い部分を切り，角度を変える手術（高位脛骨骨切術）があるが，この臨床試験ではこの骨切りを行った部位にbFGFを含むゼラチンゲルを投与し，骨癒合を評価したところ，bFGFはヒトにおいても骨癒合を促進することが明らかとなった。

さらにbFGFは歯槽骨を含む歯周組織の再生薬としても期待されている。イヌおよびサル歯槽骨欠損の修復能と歯と骨の間にある組織である歯根膜の再生作用を確認した[29,30]のちに，bFGFを使用した世界初の歯周病治療の臨床試験が行われた[31]。歯周病による歯槽骨の欠損に対し，フラップ手術という治療法に併用してbFGFを投与した結果，bFGF投与群ではプラセボ群よりも歯槽骨の再生に優れていることがわかった。

## IV. 硬組織再生薬開発の問題点

### 1. 臨床的評価をどうするか

通常，薬を開発する場合には，評価方法を予め設定する。例えば高血圧の薬ならば血圧の変化を，糖尿病の薬ならば血糖値の変化を，といった具合である。このような評価方法は，数値化が容易でその疾患を明確に表すことのできる方法が好ましい。しかしながら骨の治癒の場合にはどうだろう。骨の治療の評価はレントゲン写真を見て判断するのが一般的である。しかしながらレントゲン写真で骨折の治癒を数値化することは難しい。そのため臨床試験の評価方法についてはいろいろな工夫がなされている。例えば前述のBMP-2の骨折の臨床試験では，BMP-2投与後12週以内に追加の治療処置を行う必要が生じた割合を調べ，BMP-2の有用性を明らかにしている。このように骨の再生薬はただ単に骨を作るだけでなく，臨床的にどのような意味があるかについて考察可能な評価方法を設定する必要があると思われる。

### 2. 多様な物理化学的性質にどう対応するか

硬組織再生薬として期待される細胞増殖因子はたんぱく質である。たんぱく質の構成成分はアミノ酸であり，通常のたんぱく質であれば約20種類のアミノ酸が構成成分となる。そしてその性質は，ひとつひとつのアミノ酸がもつ側鎖の性質に影響を受けることとなる。bFGFはアミノ酸残基を150個程度もっており，そのうちの約18％がリシン，アルギニン，ヒスチジンといった塩基性アミノ酸である。一方，アスパラギン酸，グルタミン酸といった酸性アミノ酸は約8％にとどまり，この数の差がbFGFの等電点（約10）に反映している。bFGFは強い塩基性の性質を有するために，ヘパリンやヘパラン硫酸など酸性多糖を構成成分として含む細胞外基質に結合することにより安定化できる[32,33]。さらに細胞のFGF受容体と結合するためには，bFGFは細胞外基質と結合していることが必須であり，bFGFによる細胞の活性化のためには細胞外基質は欠くことのできない物質である。

bFGFの構成アミノ酸についてのもうひとつの特徴は，チオール基を有するシステインが4個含まれることである。このシステインは分子内でジスルフィド結合を形成していないため，分子間でのジスルフィド結合を介した二量体形成といった，bFGFの不安定要素として存在する。

またたんぱく質のような側鎖の多い化合物は，低分子化合物と比べた場合に側鎖の修飾や低分子化といった変化を起こしやすい。さらにたんぱく質は熱，それも哺乳動物の体温前後という比較的低温下において高次構造上の変化をきたし，不安定化することが知られている。このようなたんぱく質特有の多様性が，たんぱく質製剤の開発に対する大きな障壁となる。これらを打破するためには綿密な物理化学性研究に基礎を置いた安定化技術，またこれらをサポートする高い分析技術が必要となる。

### 3. 細胞増殖因子は全身投与できないのか

bFGFやPDGFをラットに静脈内投与すると，肝臓および腎臓へ集積することがわかっている[34,35]。またラットにbFGFを3ヶ月間連続で皮下投与を行うと，尿中たんぱく質排泄量が著しく増加することも知られている[36]。また臨床的にはbFGFの静脈内投与により低血圧[37]や尿中蛋白質の増加が引き起こされる[38]。

一方，bFGFを局所投与した場合には血中移行を認めないこと[39]も確認されている。後述するが，細胞増殖因子はがん細胞の増殖促進に関与することが知られており，bFGFをはじめとする細胞増殖因子はこのような安全性的観点から全身投与は極力避けるべきと考えられる。

### 4. 細胞増殖因子は腫瘍細胞にどう作用するのか

細胞増殖因子の創薬における最大の阻害要因は，細胞増殖因子ががんをはじめとする腫瘍細胞増殖との関係を指摘されていることであろう。例えばPDGFのA鎖はサルのがん遺伝子と同じであることが分かっているし[40]，FGF-4の遺伝子はhst-1と呼ばれ，胃がん組織から抽出された形質転換を引き起こす遺伝子として同定されている。EGFとがん細胞増殖についても古くから指摘されている。

bFGFとがんとの関連では，種々のヒト由来株化腫瘍細胞の増殖に与えるbFGFの作用が*in vitro*にて調べられている[41]。その結果bFGFは24種類中6細胞株の細胞株の増殖を促進した。同様の増殖促進作用は，EGF，TGF-αでも認められたが，TGF-β1ではむしろ抑制的であった。中村らのグループはbFGFのがんの発生および進展に関してin vivoで詳細な検討を行い，bFGFが皮膚における腫瘍発生を誘発しないこと[42,43]，さらにヌードマウスに対し15ヶ月の皮下反復投与により，bFGFに起因する腫瘍を発生させないことを見出した（Tsunoda S, et al：投稿準備中）。このようにbFGFを含むほとんどの細胞増殖因子は，正常細胞をがん化させる可能性は低いものの，正常細胞とともに投与局所に存在する腫瘍細胞を増殖させる可能性については否定できず，医薬品への応用のためには臨床適応を想定した実験系による，*in vivo*での十分な安全性研究が必要である。

## おわりに

現在までに世界各国で承認，販売されている細胞増殖因子を含有する医療機器，あるいは医薬品について，硬組織を再生するものを中心に概説した。上記の物質以外にもBDNF（脳由来神経栄養因子）の日本国内での歯周病の治験が始められようとしている。このように米欧では多くの硬組織再生薬や再生材料が発売されているが，日本国内ではまだ販売されていない。しかしながら本邦においても，米欧のように硬組織を再生する薬や医療機器がそう遠くない将来に発売され，医師，患者に対する治療の選択肢が広がるであろう。

### 謝 辞

本稿を完成させるにあたりご協力頂きました，科研製薬株式会社FGFプロダクト推進部・栗原美樹子氏に深謝致します。

### 参考文献

1) Hamberger V: J Neuro l24: 893-897, 1993.
2) Cohen S: J. Biol. Chem., 237: 1555-1562, 1962.
3) Gospodarowicz D: Nature, 249: 123-127, 1974.
4) Bohlen P, et al.: Proc Natl Acad Sci USA, 81: 5364-5368, 1984.
5) Gimenez-Gallego G, et al.: Science, 230: 1385-1388, 1985.
6) Ross R, et al.: N. Engl. J. Med., 295, 369-377, 1976.
7) Urist M R, :Science, 150, 893-899, 1965.
8) Nakamura T, et al.: Biochem. Biophys. Res. Commun., 122: 1450-1459, 1984.
9) Ferrara N, et al.: Biochem. Biophys. Res. Commun., 161: 851-858, 1989.
10) Leuing D W, et al.: Science, 246: 1306-130, 1989.
11) Boden SD, et al.: Spine, 25(3): 376-381, 2000.
12) Burkus JK, et al.: J. Spinal. Disord. & Techniques, 15 (5): 337-349, 2002.
13) Govender S, et al.: J Bone. Joint. Surg. Am., 84 (12): 2123-2134, 2002.
14) Gilchrest BA, et al.: J. Cell Physiol., 120 (3): 377-383, 1984.
15) Vaccaro AR, et al.: Spine, 29(17): 1885-1892, 2004.
16) Howell T, et al.: J. Periodontol, :68(12): 1186-1193, 1997.
17) Nevins, et al.: J. Periodontol, 16(12): 2205-2215, 2005.
18) Wieman TJ, et al.: Diabetes Care, 21(5): 822-827, 1998.
19) Abraham JA, et al.: EMBO. J., 5: 2523-2528, 1986.

20) Okumura M, et al.：Biol. Pharm. Bull., 19：(4)：530-535, 1996.
21) 石橋 康正, 他.：臨床医薬, 12(9)：1809-1834, 1996.
22) 石橋 康正, 他.：臨床医薬, 12(10)：2159-2187, 1996.
23) Kawaguchi H, at al.：Endocrinology, 135：774-781, 1994.
24) Nakamura T, et al.：Endocrinology, 136：1276-1284, 1995.
25) Nakamura T, et al.：J. Bone. Miner. Res., 13：942-949, 1998.
26) Tabata Y, et al.：J. Control Release, 31：189-199, 1994.
27) Kawaguchi H, et al.：J. Clin. Endoclinol, Metab., 86：875-880, 2001.
28) Kawaguchi H, et al.：J. Orthop. Res.,：Jan 4, 2007.
29) Murakami S, et al.：J. Periodont. Res., 34：425-430, 1999.
30) Takayama S, et al.：J. Dent. Res., 80：2075-207, 2001.
31) 村上 伸也, 他.：日本歯周病学会誌, 46(秋季特別号)：89, 2005.
32) Sommer A, et al.：J. Cell Physiol1., 38：215-220, 1989.
33) Veruri S, et al.：J. Pharm. Pharmaco., l46：481-486, 1994.
34) Yuge T, et al.：Biol. Pharm. Bull., 20：786-793, 1997.
35) Cohen AM, et al.：J. Surg. Res., 49：447-45, 1990.
36) 中村 俊之, 他.：医薬品研究, 27：438-466, 1996.
37) Bogousslavsky J, et al.：Celebrovasc. Dis., 14：239-251, 2002.
38) Cooper LT, et al.：Vascular. Medicine, 6：235-239, 2001.
39) 中村 克広, 他.：基礎と臨床, 30：1591-1603, 1996.
40) Waterfield MD, et al.：Nature, 304：35-39, 1983.
41) 杉本 肇, 他.：Human Cell, 9：129-140, 1996.
42) Nakamura T, et al.：J. Proceed. AACR., 2000 41：207, 2000.
43) Sugimoto H, et al.：J. Proceed. AACR., 41：542, 2000.

# 第6章　医療セラミックス材料の歴史と問題点
－医療セラミックス概論と最新の材料　実用化を阻むものは何か？－

## はじめに

近年，急速に移行しつつある高齢化社会において，健康で明るく文化的な生活を送るためには，医療・食品産業の発展，社会福祉の充実が不可欠である。日本は，研究−試作品−製品−商品という実用化・事業化の流れの中で諸外国とのビジネス戦略に遅れをとり，医薬品，医療機器，及び生体材料製品の大部分を海外から輸入している。低迷する医療経済において，安全性と合理性が要求される再生医療は，世界的視野に立った研究開発，特許取得，公表，普及のビジネス戦略が必要と考えられる。患者のための再生医療には，生体材料の医療セラミックスは重要な素材であり，産学官連携共同研究は効果的な手段である。

一方，天然資源の枯渇と化学物質の汚染対策の中で，地球環境を考慮した環境循環型社会の創成とリサイクル技術の確立が求められ，地場資源の有効活用と機能性開発が検討されている。動物や植物の生体組織は，生体模倣材料の教科書であり，細胞が構築した組織には，細胞が長い期間にわたって，元気よく活動し，生存するための論理性と合理性が隠されている。

北海道は，①交通事故や循環器系疾患の患者が多い，②バイオ産業クラスター形成の促進地域でバイオベンチャーの集積は国内第3位の32社に到達している，③札幌市の集積型医療産業には高度先進医療の投入が容易である，④農牧畜・水産業が盛んで家畜骨・魚貝類資源が豊富であるという，医療セラミックスの研究開発と応用には適当な環境である。

本章では，医療セラミックスの変遷を振り返り，生体模倣材料に着目した学際領域の共同研究事例を紹介し，医療現場のニーズから生まれた吸収性傾斜機能アパタイトを概説し，世の中に役に立つ再生医療研究の役割と在り方を提案したい。

## I．医療セラミックスの変遷

### 1．生体材料としてのセラミックス

生体材料の歴史は金属，高分子，セラミックスの順に検討され，一般に，セラミックスは金属や高分子に比べ，生体組織と微生物に対する安定性・親和性に優れていると言われている。図1に生体関連セラミックスの分類と特徴を示す。生体関連セラミックスは，生体組織や微生物と長期間接触し，その生体機能を補助する材料を意味し，生体用セラミックスとバイオテクノロジー関連セラミックスに大別される[1]。

生体用セラミックスは人工骨，人工関節，人工歯根等のような生体代替材料であり，バイオテクノロジー関連セラミックスは酵素や微生物を担持，固定化する生体触媒として，工業用や医薬品等の効率的製造プロセスに関与する材料である。

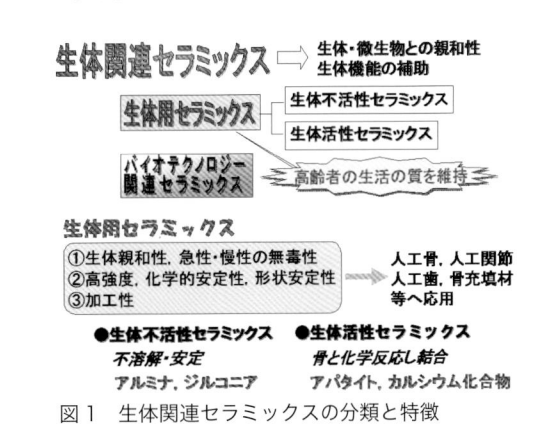

図1　生体関連セラミックスの分類と特徴

### 2．生体用セラミックスの役割と用途

生体用セラミックスは，超高齢化社会の到来に伴い高齢者の生活の質を維持するためにも必要な材料であり，約10〜20年に渡って，生体適合し安定に使用可能な人工骨・歯の開発，安価に国産製造する技術が検討されている。

---

著者　赤澤　敏之　北海道立工業試験場材料技術部材料化学科
　　　村田　勝　　北海道医療大学歯学部顎顔面口腔外科学

従来，生体用セラミックスは，図1のように①生体親和性，急性・慢性の無毒性，②高い強度，化学的安定性，形状安定性，③加工性に優れているため，人工骨，人工関節，人工歯根，人工歯冠等へ臨床応用されている。最近の材料設計法としては，金属－セラミックス－高分子材のハイブリット化，生体の骨形成過程に学んだバイオミメティック（生体模倣）合成法の導入等が注目されている。

生体用セラミックスは，生体不活性セラミックスと生体活性セラミックスに分類される。生体不活性セラミックスは生体内で不溶解，安定な材料であり，耐摩耗性のアルミナや高靱性のジルコニアは，人工関節の骨頭等へ利用されている。一方，生体活性セラミックスは，生体内で化学的に反応し，骨と自然に強く結合する材料であり，アパタイトやカルシウム化合物が市販されている。表1に，各種生体活性セラミックスの化学式を示す[1]。

生体活性セラミックスは，天然骨の無機成分と同じ水酸アパタイト（HAp），カルシウム欠損水酸アパタイト（DAp），リン酸三カルシウム（TCP）等が上げられる。たとえば，典型的な HAp は六方晶系の結晶（格子定数：$a=b=0.942$ nm, $c=0.688$ nm）であり，種々のカルシウムおよびリン酸系試薬を用いて，乾式法，湿式法および水熱法により合成することができる[2,3]。試薬から合成した HAp は，原料と製造コストが高価であり製造プロセスも複雑であるため，多量な用途に即応することが極めて困難とされている。現在，生体活性セラミックスは，人工骨，骨充填材や金属製人工股間接材等へ応用されている。

## 3. バイオテクノロジー関連セラミックスの役割と用途

バイオテクノロジー関連セラミックスは，省エネルギー製造プロセスに有効な材料であり，酵素や微生物のような生体触媒の活動を効果的に高める担体材料，抗菌材，および生体高分子の分離・精製用充填材等が挙げられる[1]。担体材料では，生体触媒の固定化量を多くするため，機械的強度，化学的・熱安定性に優れた特性を生かして，気孔率が大きく，細孔径が制御された多孔質セラミックスが開発され，生体反応効率の向上を図るバイオリアクターへの研究が検討されている。

HAp は生体高分子や微生物の吸着特性を有するため，微生物固定担体，バイオリアクターおよび液体クロマトカラム用充填剤等のような医療・農工業分野へ広範囲に応用されている[4]。液体クロマトカラムグラフィーでは，HAp は蛋白質，核酸およびウイルスの活性を損なわない吸着分離・分画剤へ利用されている[5~8]。蛋白質分子に対する HAp 表面の吸着点は，a面とc面に大別され，$-COO^-$末端基を持つ酸性蛋白質（等電点< 7.0）はa面に，$-NH_2^+$末端基を持つ塩基性蛋白質（等電点> 7.0）はc面に，それぞれ選択的に吸着される[10,11]。HAp粒子の形態と表面の吸着サイトの分布は，種々蛋白質の選択的吸着に影響を与え，HAp 表面に吸着した蛋白質は，リン酸緩衝液の直線モル濃度勾配法により容易にクロマト展開される[10]。近年，アルカリ洗浄性，高圧蒸気滅菌性，供給安定性から HAp 充填剤はワクチン，抗体，遺伝子組み替えバイオ医薬品等の精製工程へ，ウイルスやガス吸着機能を付加した HAp 複合材料はヘルスケアー関連製品へ応用されている[12]。

## 4. 再生医療に使える生体模倣セラミックス

組織工学（ティッシュ・エンジニアリング）は，正常・病的哺乳動物組織の構造と機能の関係を明確化し，機能回復，機能維持，機能向上用生物学的代替物の開発等を目的とした，生命科学・工学の原理と方法を扱う学問である（図2参照）[1]。組織工学は，幹細胞，成長因子，スキャッホールドの三要素が必要であり，これ

表1 各種生体活性セラミックスの化学式

| 名　称 | 化　学　式 |
|---|---|
| 水酸アパタイト（HAp） | $Ca_{10}(PO_4)_6(OH)_2$, Ca/P=1.67 |
| カルシウム欠損水酸アパタイト（DAp） | $Ca_{10-X}(HPO_4)_X(PO_4)_{6-X}(OH)_{2-X}$ ・$nH_2O$, $0<X<1$ |
| 炭酸アパタイト（$CO_3$HAp） | $Ca_{10-X}(HPO_4, CO_3)_X(PO_4)_{6-X}$ $(OH, CO_3)_{2-X}\cdot nH_2O$ |
| リン酸三カルシウム（TCP） | $\alpha, \beta$-$Ca_3(PO_4)_2$ |
| 炭酸カルシウム | $CaCO_3$ |
| 硫酸カルシウム | $CaSO_4\cdot 2H_2O$ |

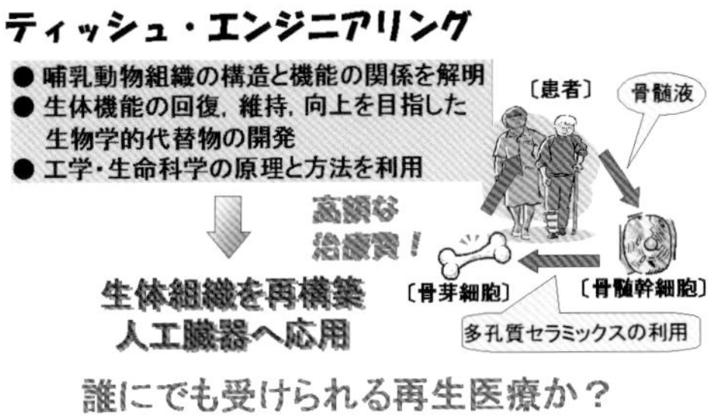

図2 ティッシュ・エンジニアリングの概念

らを組み合わせて生体組織を再構築，人工臓器を再生することを目指している。幹細胞は未分化細胞であり，動物が生きている間，細胞分裂を繰り返し，娘細胞が親と同じ未分化状態か，分化を選択する細胞である。成長因子は分化の方向を決定する因子，スキャッホールドは細胞が接着して生命活動を営むための足場であり，細胞分化にも影響を与える。

生体活性のセラミックスやコラーゲンは，骨の組織工学用スキャッホールドとして適用可能である。生体活性セラミックスを用いた組織工学の臨床応用は，患者の骨髄液から骨髄幹細胞を取り出し，多孔質セラミックスに注入培養し，ビタミンC，デキサメサゾン等を用いて骨芽細胞に分化誘導，細胞増殖後，そのセラミックスを再び骨組織内へ戻す方法である[1]。治療法として，組織工学と生体材料の選択有効性は患者の治療部位や事情により異なり，皮膚の再生は材料より組織工学的手法の方が優れ，骨組織の再生は材料と細胞を埋入する方が極めて短期間で骨が形成される。しかし，事故等による緊急の骨折治療には，細胞培養は時間的に不適であり，大きな欠損部位を組織工学のみで再生することは困難である。また，細胞療法は高額な治療費を要するため，誰にでも受けられる再生医療ではない。

図3に生体組織由来材料の微細構造を示す。a)はヒトデを酵素で分解後，600℃，2h焼成したCaCO$_3$，b)はヒト象牙質のHAp，c)はウシ骨を1100℃，24h焼成したHApである。a)は約10μmの均質な細孔，b)は約1μmの均質な細孔，c)は六方晶の粒子成長が観察される。生体組織由来材料は，生体環境中微量金属イオンの包含により，生命体が構築した粒子形態，表面構造，および化学的性質を維持している。著者等は，生体模倣材料を細胞や生体高分子の最適環境維持に有効な機能材と定義し，再生医療に使える安価な生体模倣セラミックスとして，崩壊・吸収性HApの開発に着手した。

## II. 学際領域の共同研究と生体模倣材料

### 1. 北海道が認知した産学官連携再生医療研究

生体材料の研究開発は，医学，バイオ，材料工学等複数の専門技術の融合によって実現され，その成果が導出されるものである。北海道立工業試験場は，これまで蓄積した材料工学の技術的知見を発揮しながら，大学，企業等と強固な連携を図り，基礎技術を産業へ効率的に発

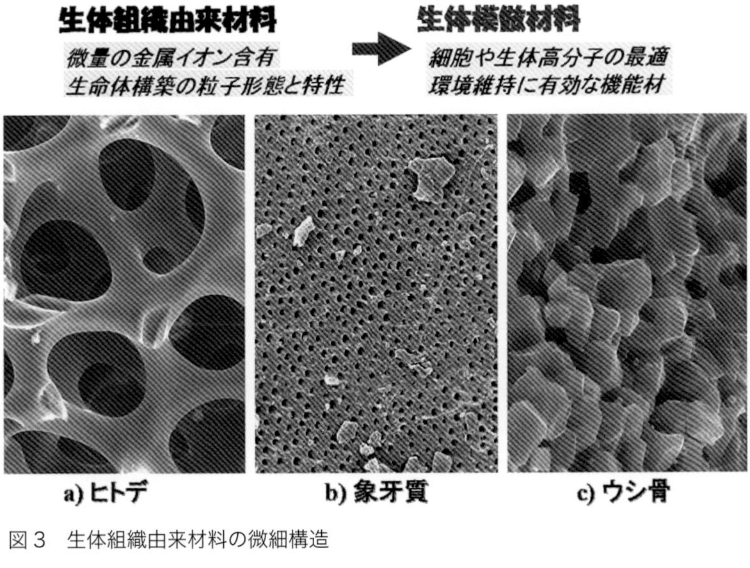

図3 生体組織由来材料の微細構造

展させる役割を担っている。生体材料の関連事業は，バイオ産業を振興する北海道庁の施策に合致しているが，道内中小企業単独では扱うことができない大きな課題である。

北海道庁は，生体材料や細胞工学材料について高度な基盤技術を持っている京都大学医科学研究所，東京医科歯科大学生体工学研究所，および北海道医療大学歯学部，医療機器や理学機器の製造・販売，動物骨の安全処理等の技術蓄積と設備を有する企業で，産学官連携共同研究プロジェクトチームを結成した。図4に学際領域における生体材料の共同研究例を示す。

生体機能性材料の開発と再生医療および先進医用工学の応用に関する研究は，北海道の平成18～20年度重点領域特別研究として，7機関（北海道医療大学，東京医科歯科大学，京都大学，道内企業，北海道立工業試験場）の共同研究で着手されている。高齢化社会の到来や交通事故の多発に伴う骨再建や再生医療では，生体組織を模倣する人工臓器，医用デバイス・システムの開発と応用が期待されている。本研究事業では，道内バイオ産業クラスターの振興と道産資源の有効活用を目的として，バイオサイエンスとナノテクノロジーの融合化技術の導入により，動物骨を原料にした多孔性複合材料を作製し，生体材料，細胞培養キット，及び生体骨処理装置を開発し，最先端医用工学への応用技術を検討している。

## 2. 動物骨を活用した共同研究の効果

図5に共同研究の成果と波及効果を示す。動物骨を活用した研究成果は，道内資源の高度

図4　学際領域における生体材料の共同研究例

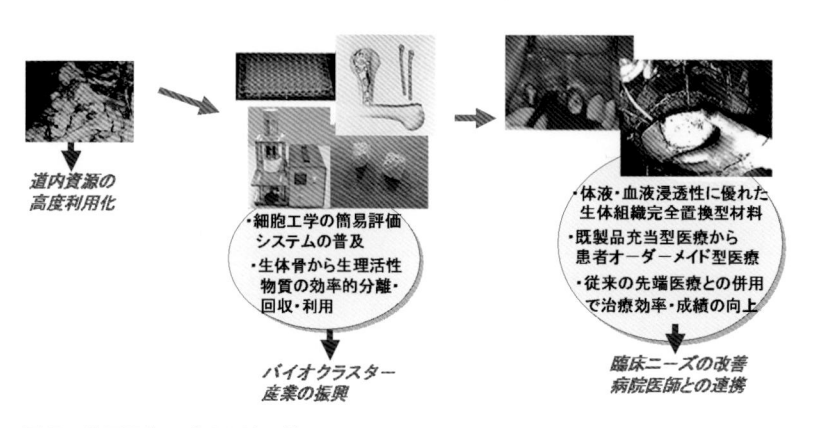

図5　共同研究の成果と波及効果

利用化を意味し，細胞工学による簡易評価システムの普及，生体骨から生理活性物質の効率的分離回収・利用等から，道内バイオクラスター産業の振興に繋がり，体液・血液浸透性に優れた生体組織完全置換型材料の開発，既製品充当型医療から患者オーダーメイド型医療へ転換，従来の先端医療との組み合わせによる治療効率・成績の向上等から，臨床ニーズの改善，病院医師との連携強化が期待される。

ここでは，動物骨を原料にした生体材料の開発に着目して，学協会のみならず，新聞，テレビ，ラジオのマスコミにも報道された，海綿骨由来骨格構造とナノ粒子の細孔構造を持ち，体液浸透性・細胞親和性に優れた吸収性セラミックスを紹介する。

## 3. 生体組織由来天然構造と人工構造が調和した吸収性生体材料

人工心臓の開発において，自然の心臓のスタイルは合理性を持つことから，人工的な形態を追求する過程では，優れた機能を示す製品は優れたデザインが必要であり，機能形態の追究は限りなく天然構造に近づくと言われている[13]。細胞が構築した3次元的多孔質構造は細胞環境として最適であるため，バイオミメティック（生体模倣）構造は本来の部位に埋入可能なサイズと形態を示唆している。

人工材料は生体にとって外来性異物であり，非吸収性材料は異物処理機転により排除されたり，線維や骨で被包化される。チタンのデンタルインプラントの骨結合は骨による被包化現象である。顎裂部を非吸収性アパタイトで補填しても真の生体組織ではなく，感染に対する抵抗性の弱い疑似組織が形成される。また，骨欠損部に非吸収性アパタイトで疑似骨が形成されても，歯を矯正移動したり，歯の移植は不可能である。吸収が遅く骨改造機転に調和しない材料は，骨形成を阻害する。真の生きている骨をつくるためには，骨形成にシンクロナイズし吸収される生体材料が必要である。

骨主要成分のアパタイトは生体に存在する物質であり，生体由来成分は材料が生理的な代謝システムに組み込まれる現象に有利に作用する。市販$\beta$-TCPよりも速く吸収されるアパタイトを作製する方法論は，天然骨構造を利用して，ナノテクノロジーにより人工的な細胞活性表面構造を付与し，血液親和性と細胞親和性に優れた細孔構造を持つ生体融和材料を創製することである。

## 4. 動物骨を用いた生体模倣材料
### 1) 焼成アパタイト（b-HAp）の作製

図6に（株）北海道畜産公社から提供された安全な動物骨原料の概観を示す。これらの原

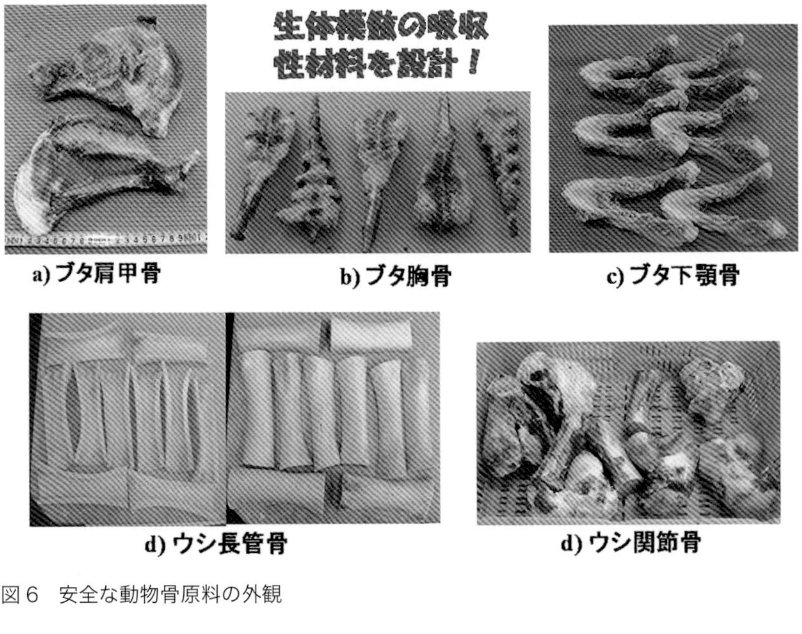

a) ブタ肩甲骨  b) ブタ胸骨  c) ブタ下顎骨

d) ウシ長管骨   d) ウシ関節骨

図6　安全な動物骨原料の外観

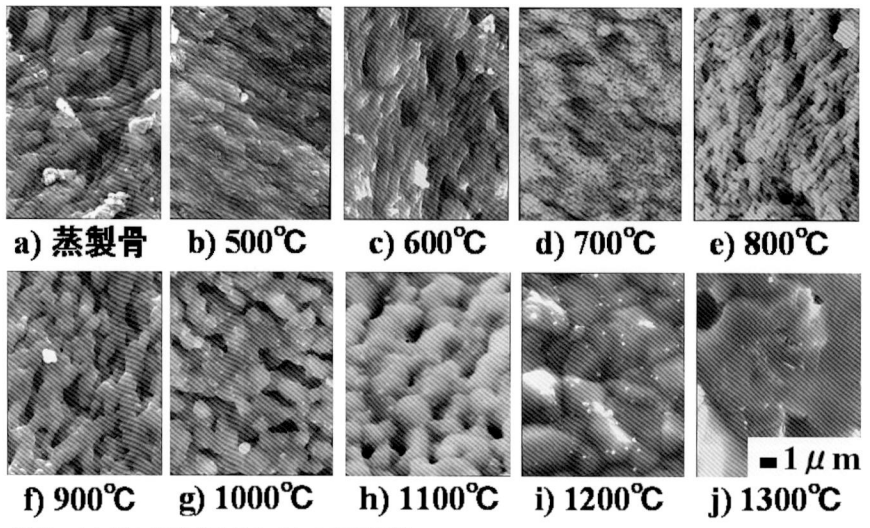

図7 ウシ骨由来焼成アパタイトの表面組織
a) 蒸製骨　b) 500℃　c) 600℃　d) 700℃　e) 800℃
f) 900℃　g) 1000℃　h) 1100℃　i) 1200℃　j) 1300℃

料は，トレーサビリティーが明確な食肉用動物の残存骨である．著者らは，動物骨を用いた生体模倣の吸収性材料を設計するために，アパタイトの資源化技術，セラミックス工学の焼成，溶解析出技術を検討した．

北海道内畜産物の加工処理過程で多量に産出されるウシ骨は，環境循環型社会には重要な未利用資源であり，全国で年間約45万トン大量廃棄処分され，最近の狂牛病対策処理技術の視点でも，その有効活用と機能性開発が期待されている[7]．

ウシ骨の空気中雰囲気焼成により，焼成アパタイト（b-HAp）を作製した．北海道産ホルスタイン雄牛から切断，解体，冷凍保存したウシ大腿骨を用い，その骨幹部（緻密骨）と骨端部（海面骨）を煮沸処理し，骨髄とコラーゲン成分をできるだけ抽出除去して，蒸製骨を精製した．その蒸製骨の示差熱・熱重量分析では，約300℃の発熱と重量減少が認められ，コラーゲンに由来する有機成分の焼失が推測された．その煮沸処理条件は，蒸製骨の炭素含有量を大きく変化させ，その後の焼成において，HApの結晶性と粒子径に影響を与えることが分かった[2,11,12]．

空気中500〜1300℃で2h焼成したb-HApについて，図7に走査型電子顕微鏡（SEM）による表面組織を，図8にX線回折（XRD）パターンをそれぞれ示す[16,20]．

図7より600℃でコラーゲン線維由来の表

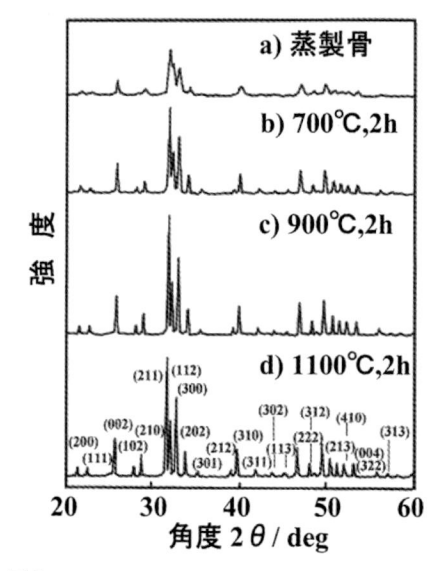

図8 ウシ骨由来焼成アパタイトのX線回折パターン
a) 蒸製骨
b) 700℃,2h
c) 900℃,2h
d) 1100℃,2h

面組織が残存し，700〜1300℃で粒子成長がみられ，1200℃で粒子径は約1〜3μmになった．図8より温度上昇に伴いHApの結晶性はよくなり，その格子定数は$a=0.9419$nm，$c=0.6884$nmであり，文献値（JCPDS(9-432)）と一致した．1200℃以上でHAp相の他に，$\beta$-TCP相が同定された．フーリエ変換赤外線吸収分析では，800℃以下で1400〜1500cm$^{-1}$の$CO_3^{2-}$部分置換アパタイトが検出され，900〜1100℃でその吸収が消失し，比

表面積は 1〜2m$^2$・g$^{-1}$ の低い値を示した[2,12,15]。

### 2）溶解析出アパタイト（r-HAp）の作製

ウシ骨を活用した比表面積の大きな材料の設計には，b-HAp を硝酸（HNO$_3$）に溶解，アンモニア（NH$_3$）水を滴下し，25℃，pH10.0〜10.5 で再析出調製した後，24h 熟成，濾過，洗浄，静置乾燥により溶解析出アパタイト（r-HAp）を作製した[16]。

表2に牛大腿骨（海面骨，皮質骨）を用いた b-HAp[16〜20] と r-HAp について，高周波誘導結合プラズマ発光分析による化学組成を示す[17,18,20,21]。

b-HAp と r-HAp は CaO と P$_2$O$_5$ を主成分とし，その（Ca/P）のモル比は HAp の化学量論比の 1.67 に極めて近い 1.65〜1.66 を示し，微量の生体由来金属イオンを含有する HAp であった。両 HAp は，焼成・溶解析出条件に依存して粒子の比表面積や表面形態が変化するため，細孔構造のみならず，蛋白質等の生体高分子や細胞に対する異種吸着サイトの比率や性質を制御し，用途に適応した緻密体や多孔体の作製が可能である。

ウシ骨由来アパタイトは，試薬合成にない生命体が構築したバイオミメテック（生体模倣）材料であり，b-HAp には骨芽細胞がコラーゲンと共に沈着させたミネラルの微細構造が残存し，r-HAp には微量の生体金属イオンに由来する表面構造と性質が包含されている。

両 HAp は，異種蛋白質の定量分析や生体高分子の分離・精製，HAp と生体高分子の界面反応の特性評価，各種細胞の培養基材及び微生物利用環境浄化システム等への応用が期待される。

## Ⅲ．吸収性傾斜機能アパタイトの発明

### 1．オーダーメイドアパタイトの開発

近年，高齢化社会の到来や交通事故の多発に伴う骨再建や骨再生医療を目的として，多種多様な生体材料が開発されている[17〜24]。図9に市販アパタイトの課題と対策を示す。HAp や β-TCP は優れた組織親和性と骨伝導性を有するため，生体活性な硬組織代替材料として臨床応用されている[25〜27]。しかし，市販の試薬合成 HAp は埋入部で吸収特性が低く，既存骨と均質な置換は困難であり，骨形成能が長期的に必ずしも有効な材料ではない。

顎裂等の骨欠損部では，歯牙移動や埋入材料植立のために，母骨と均質な骨置換が必要である。生体内非吸収性材料は生涯異物として生体

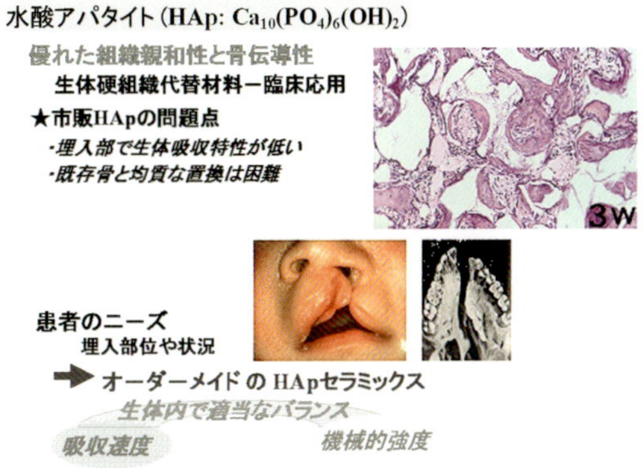

図9　市販アパタイトの課題と対策

表2　ウシ骨由来アパタイトの化学組成

| 化学組成 | 焼成アパタイト（1100℃，2h）(b-HAp) 海面骨／% | 緻密骨／% | 溶解折出アパタイト(r-HAp) ／% |
|---|---|---|---|
| CaO | 54.28 | 54.67 | 54.25 |
| P$_2$O$_5$ | 41.29 | 41.87 | 41.67 |
| MgO | 0.95 | 0.94 | 1.00 |
| Na$_2$O | 0.89 | 0.95 | 0.05 |
| SiO$_2$ | 0.05 | 0.03 | 0.12 |
| SrO | 0.03 | 0.03 | 0.01 |
| K$_2$O | 0.02 | 0.02 | - |
| BaO | 0.02 | 0.02 | 0.01 |
| 合　計 | 97.53 | 98.53 | 97.11 |

内に残存するため、歯牙移動を妨げたり、組織再生を阻害することが指摘されている[28,29]。したがって、臨床医学および歯学領域では、患者の埋入部位や状況に応じて、吸収速度と機械的強度が生体内で適当なバランスを保持しながら、手術後の骨新生・骨再生に伴い吸収、母組織に置換されるオーダーメイドのHApセラミックスの開発が強く要望されている。

著者らは、生体代謝システムに早期に組み込まれる生体材料として、アパタイト開発製品の要求性能（図10参照）を整理した。新規アパタイトは、組織体液の浸透性に優れ、高い表面積と適当な機械的強度を持ち、各種細胞を活性化する材料であることが必要である。生体骨を模倣したb-HApの海綿骨構造を利用して、HApの粒子径と結晶性が表面からバルクへ傾斜機能する多孔質セラミックスを作製し、骨形成蛋白質の含浸により生体内吸収速度と骨誘導能を制御することにした。

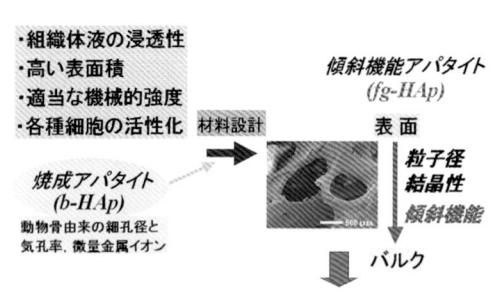

図10 アパタイト製品の要求性能

## 2. 傾斜機能アパタイトの作製

出発原料として、ウシ大腿骨（海面骨・緻密骨）を用いた。図11に傾斜機能アパタイトの作製方法を示す。冷凍保存したウシ大腿骨を動物埋入実験時の適当な大きさ（10×10×10mm）に切断加工し、コラーゲン由来有機成分を除去するため、煮沸洗浄処理、空気中500〜1100℃で段階的に焼成、生体組織（緻密骨・海綿骨）由来アパタイト（b-HAp）を作製した。この焼成により異常プリオンを含む有機物は完全に分解消滅されることが確認された。その緻密骨由来b-HApを粉砕後、HNO₃に完全溶解した。また、その緻密骨由来b-HAp溶液に、

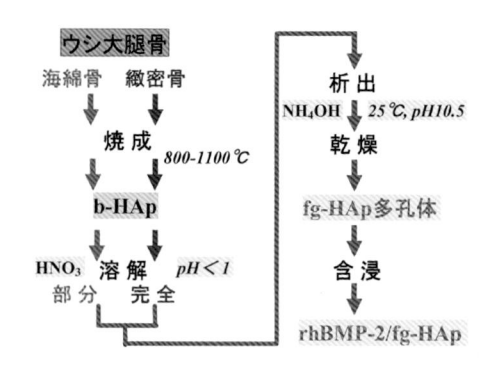

図11 傾斜機能アパタイトの作製方法

もう一方の海面骨由来b-HApを部分溶解するまで浸漬、NH₃水を添加し、25℃、pH10.5で24h保持、濾過、洗浄及び乾燥する工程により、b-HApにr-HAp微結晶を再析出・成長させた傾斜機能アパタイト（fg-HAp）を作製した[30〜32]。

fg-HApに骨誘導能を付与するため、遺伝子工学的に作製したリコンビナントヒト由来骨形成蛋白質（米国食品医薬品局認可済み、5μgのrhBMP-2）をfg-HApに含浸し、rhBMP-2担持傾斜機能アパタイト（rhBMP-2/fg-HAp）を作製した。

## 3. 傾斜機能アパタイトの微細構造と結晶性

fg-HApはb-HAp、r-HApと同様な化学組成[30〜32]を示し、$Mg^{2+}$、$Na^+$等の微量金属イオンを含有するCa/Pのモル比=1.64〜1.66の$Ca^{2+}$欠損型HApであり、気孔率60〜80%、比表面積30〜40$m^2 \cdot g^{-1}$、動物実験の手術には十分な機械的強度を示した。図12に、fg-HAp多孔体の外観とSEMによる微細構造を示す。fg-HApは、低倍率（×100）では100〜800μmの細孔が、高倍率（×10,000）では約100nmの針状微結晶が集合した1〜2μmの顆粒状組織が観察される。fg-HAp表面は、r-HAp微結晶の析出反応により全細孔容積0.35〜0.40$cm^3 \cdot g^{-1}$で0.1μm以下の細孔容積（窒素吸着法）が多いことが分かった[32]。

図13にfg-HApの表面とバルクの微小XRDパターンをそれぞれ示す[30,32]。HAp単一相が得られ、各結晶面のピークは、表面でブロードであるのに対しバルクで鋭いことから、fg-HApは表面近傍から深部へHApの結晶性

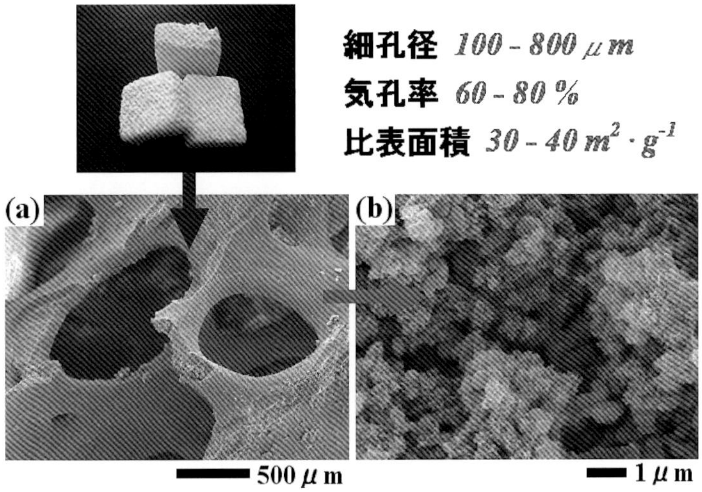

細孔径 100 - 800 μm
気孔率 60 - 80 %
比表面積 30 - 40 m² · g⁻¹

図12　傾斜機能アパタイトの微細構造

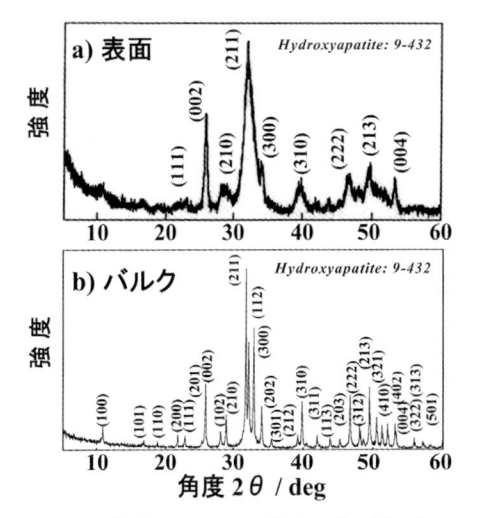

図13　傾斜機能アパタイトの微小X線回折パターン

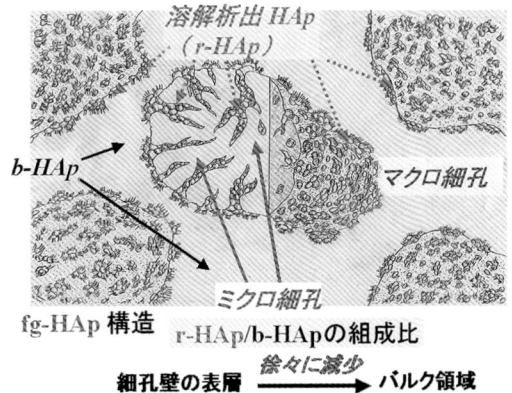

図14　傾斜機能アパタイトの模式図

が傾斜配列すると考えられる。

図14にfg-HApの模式図を示す。fg-HApには，海綿骨由来のマクロ細孔（100～800μm）と焼成・溶解析出よるミクロ細孔（10～160nm）が存在する[32]。f-HAp多孔体は，マクロ粒子・高結晶性b-HApの表面や細孔壁に対して，ナノ粒子・低結晶性r-HApが析出・成長した構造であり，r-HApとb-HApの組成比が細孔壁の表層からバルク領域まで徐々に減少する傾斜機能材料である。

なお，fg-HApは，帯広畜産大学大動物特殊疫病研究センターに鑑定を依頼した結果，ウシ海綿状脳症診断用酵素抗体反応キット（Bio-Rad社製）により，ウシ海綿状脳症（BSE）の異常プリオンが検出されない安全な生体材料であることが証明された。

## 4. アパタイトの疑似体液浸漬試験

アパタイトの生体親和性の評価（図15参照）では，fg-HApとb-HAp多孔体を36.5℃，pH7.4の疑似体液（小久保法）に浸漬し，材料表面のHAp形成能を観察した[33]。

図16に疑似体液へ浸漬したアパタイトについてSEMによる微細構造を示す。浸漬時間の経過に伴い骨類似HAp[34]の結晶成長が観察され，両HApの優れた生体親和性が立証された。fg-HApは8日後，b-HApは11日後で，試料表面に数10nmの骨類似微結晶が観察された

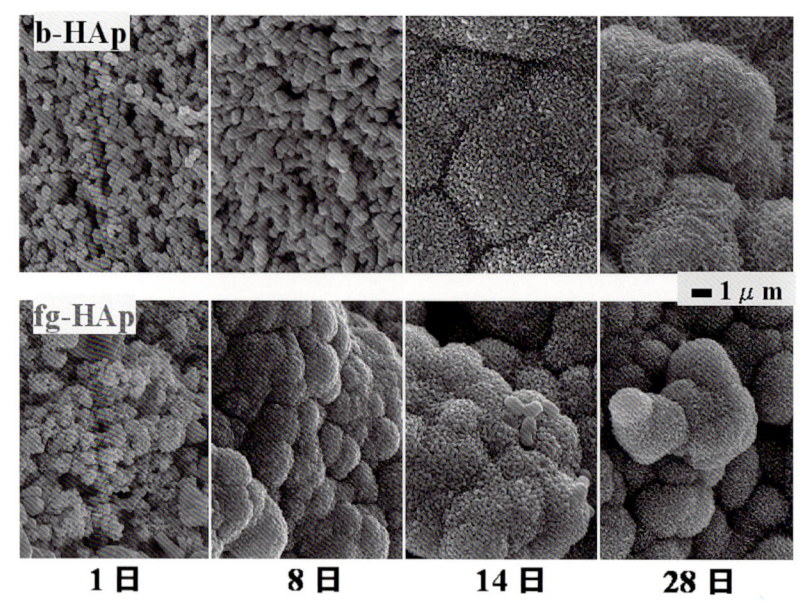

図16 疑似体液へ浸漬したアパタイトの微細構造

| 疑似体液の組成 | |
|---|---|
| Reagents | Weight/l |
| NaCl | 7.996 g |
| NaHCO$_3$ | 0.350 g |
| KCl | 0.224 g |
| K$_2$HPO$_4$·3H$_2$O | 0.228 g |
| MgCl$_2$·6H$_2$O | 0.305 g |
| 1M-HCl | 40 cm$^3$ |
| CaCl$_2$ | 0.278 g |
| Na$_2$SO$_4$ | 0.071 g |
| (CH$_2$OH)$_3$CNH$_2$ | 6.057 g |

T.Kokubo et al.: J.Biomed.Mater.Res., Vol 24 (1990) p.721

図15 アパタイトの生体親和性の評価

ことから，fg-HAp は b-HAp より HAp 形成能が速いことが判明した。

## 5. 傾斜機能アパタイトの動物実験
### 1) 生物検定による組織形態の観察

生体吸収性と骨誘導特性(図17参照)では，異所性生物検定[32,35～38]として，fg-HAp と rhBMP-2/fg-HAp を Wistar 系ラット背部皮下組織内へ埋入し，経時的に摘出し，ヘマトキシリン - エオジン(HE)染色後，光学顕微鏡により形態学的な組織観察を行った。

fg-HAp の埋入では，4週後で fg-HAp は顆粒表面とミクロ細孔へ組織体液が浸透し，その周囲に疎性結合組織が形成され，マクロ細孔には多数の多核巨細胞や繊維芽細胞の進入が観察された。その組織体液が浸透した領域は免疫染

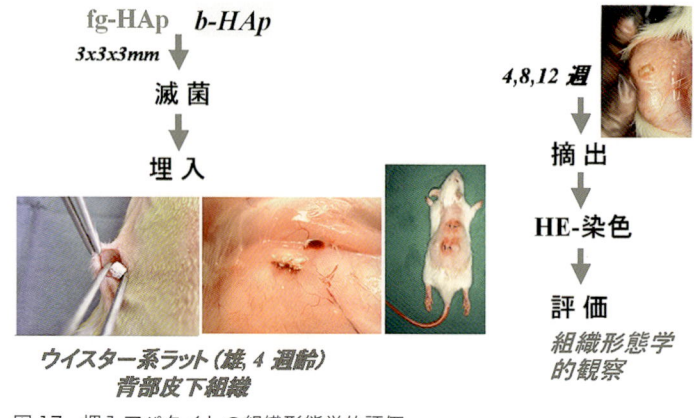

図17 埋入アパタイトの組織形態学的評価

色や電気泳動によりアルブミンが同定されたことから，細胞接着率と血小板粘着に優れた吸収性生体材料と推測される[35〜38]。また，fg-HApの崩壊断片化と活発な生体吸収が認められた。この生体吸収性は，海面骨の母組織構造を保持し，結晶性と粒子径が傾斜配列したミクロ構造によって，体液浸透により顆粒が容易に崩壊，蛋白質を吸着し，血管侵入と細胞増殖を促進したためと推察される。

図18と19に4週後rhBMP-2/fg-HApのHE組織(低倍と高倍)をそれぞれ示す。

図18より初期の外形を維持しながら骨が活発に誘導され，fg-HApが新生骨に被われると同時に崩壊吸収傾向にあり，約70％のセラミックスが骨に置換された[31,36,38]。図19より，骨-HApは全体的にモザイク状を呈し，波状HAp表面には多核巨細胞が出現し，新生骨に被包化されたHAp，吸収過程HApの残留，HAp内に組織体液の貯留(アルブミンの吸着)等が観察され，その骨誘導能が確認された[31,36,38]。埋入6，8週で造血骨髄組織が拡大し，埋入10週後でfg-HApは吸収され，骨・骨髄組織に置換された[31]。

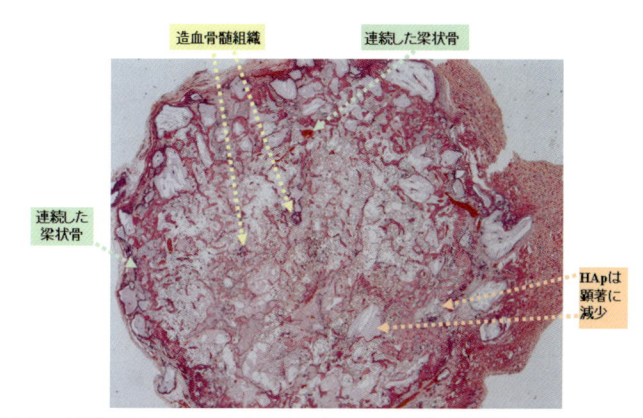

図18 4週埋入後 rhBMP-2/fg-HAp の HE 組織（低倍）

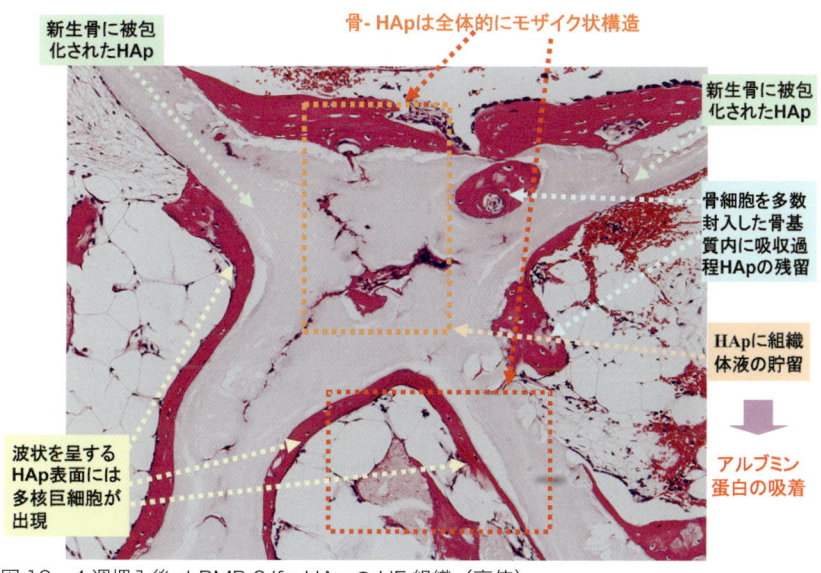

図19 4週埋入後 rhBMP-2/fg-HAp の HE 組織（高倍）

## 2) rhBMP-2/fg-HAp の徐放特性

rhBMP-2 の徐放性を制御した fg-HAp は，骨リモデリング機能を持つ骨誘導性生体模倣材料への応用が期待される。fg-HAp における rhBMP-2 の徐放性評価(図20参照)では，$^{125}$I ラベルの rhBMP-2 を含浸した各種多孔体を，同様にしてマウスに埋入し，γ-カウンタにより rhBMP-2 保持率の経時変化を測定した[40]。

図21に，アパタイトの rhBMP-2 保持率の変化を示す[40]。埋入18日間で，fg-HAp によるその保持率は，b-HAp に比べ約2～3倍高く，14日後でも約60%を維持し，骨誘導の組織と相関性が得られたことから，fg-HAp は骨誘導性スキャッフォールドの有効性が示唆された。

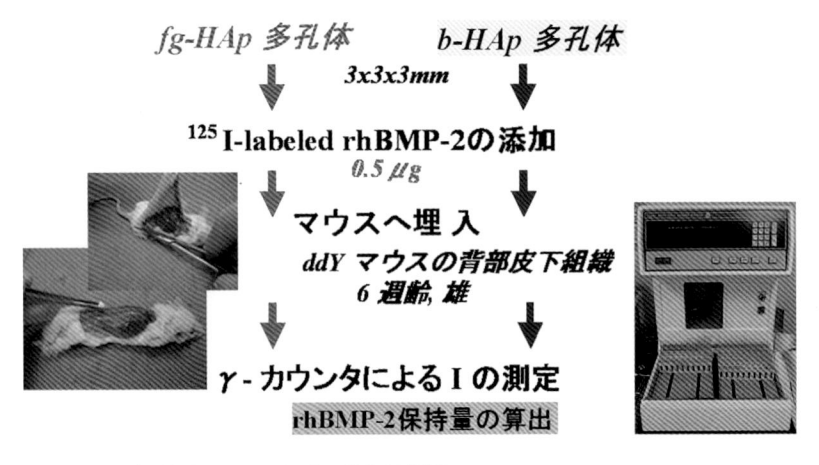

図20　アパタイトから rhBMP-2 の徐放性評価

## IV. 再生医療研究への期待と展望

図22に北海道の再生医療研究の方向性を示す。fg-HAp の特徴は，組織体液や血液が容易に浸透し，骨成長因子の吸着性・徐放性，吸収性に優れていることである。著者等は，rhBMP-2/fg-HAp が骨リモデリングシステムに早期に組み込まれる骨誘導性置換材料であることを動物実験で立証し，2002年特許出願，2006年特許第3718723号を取得した[31]。

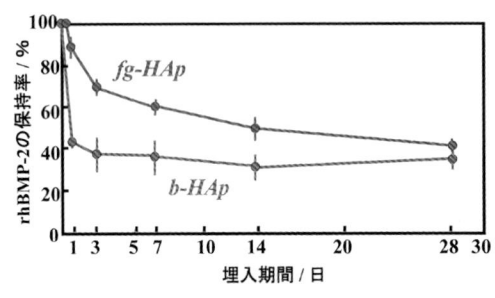

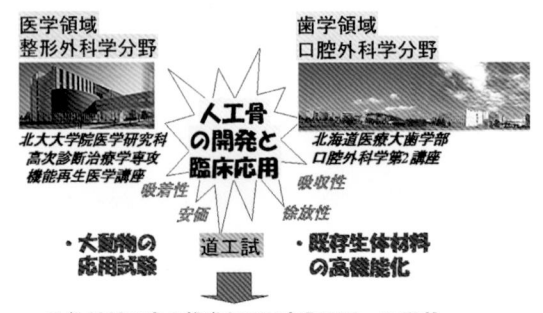

図21　アパタイトの rhBMP-2 保持率の変化

図22　北海道の再生医療研究の方向性

fg-HApは，焼成温度と部分溶解析出条件の選定により結晶性，ナノ粒子の粒度分布，細孔分布等の材料設計が可能である。著者らは，北海道から世界へ発進する人工骨の開発と臨床応用に向けて，医学領域の整形外科分野の北海道大学医学研究科，歯学領域口腔外科分野の北海道医療大学歯学部等との連携を強化し，大動物の応用試験や既存生体材料の高機能化も視野に入れながら，生体材料研究の推進と医用産業の発展へ貢献したいと考えている。

北海道に多い症例の改善や患者のための再生医療の実用化には，医療現場のニーズに即応できる学際領域の日常的協同研究，道内医療系大学のネットワーク，および学際領域の医療チームを意識した北海道再生医療センターの設立等が熱望される。

## 参考文献

1) 長 祥隆：セラミック工学ハンドブック第2版〔応用〕，社団法人日本セラミックス協会，技報堂出版，p1487-1488, 2002.
2) 赤澤 敏之, 小平 紘平, 小林 正義：牛骨アパタイトの機能性開発, Phosphorus Lett., No. 25, 3-8, 1996.
3) 久保木 芳徳：硬組織再建の原理, 北海道大学歯学部口腔生化学講座, p17-258, 1989.
4) 赤澤 敏之, 小林 正義：牛骨から液体クロマトグラフ用充填剤の開発, ケミカルエンジニアリング, Vol. 45, No. 7, 534-539, 2000.
5) A Tiselius, S Hjerten and O Levin：Protein chromatography on calcium phosphate columns, Arch. Biochem. Biophys., Vol. 65, 132-155, 1956.
6) T Kawasaki, M Niikura and Y Kobayashi, et al.：Fundamental study of hydroxyapatite high-performance liquid chromatography II α. Experimental analysis on the basis of the general theory of gradient chromatography, Vol. 515, 91-123, 1990.
7) S Tsuru, N Shinomia, Y Katsura, et al.：Adsorption and Preparation of Human Viruses Using Hydroxyapatite Column, Bio-Med. Mater. Engi., Vol. 1, 1-5, 1991.
8) 川崎 力：Phosphorus Letter, ハイドロキシアパタイトクロマトグラフィー, No. 29, 9-10, 1997.
9) T Akazawa, M Kobayashi, T Kanno et al.：Characterization of Albumin and Lysozyme-Adsorption Evaluated on two Differently Prepared Apatites, J. Mate. Sci., Vol. 33, 1927-1931, 1998.
10) T Akazawa, M Kobayashi and K Kodaira：A Newly Designed Adsorbent Prepared from Hydroxyapatite Originating from Cattle-Bones for Chromatographic Separation of Albumin and Lysozyme, Bulletin Chem. Soc. Japan, Vol. 70, 2323-2329, 1997.
11) T Akazawa, M Kobayashi, M Yoshida, et al.：Improved Qualities of Liquid Chromatographic Separation for Different Proteins by Designing Functional Surfaces of Cattle-Bone Originated Apatite, J. Chromatogr. A, Vol. 862, 217-220, 1999.
12) 赤澤 敏之：牛骨に由来した人工アパタイトの製造技術, 高温学会誌, Vol. 29, No. 3, 103-110, 2003.
13) 渥美 和彦：人工心臓, 三田出版会, 東京, p135-139, 1989.
14) T Akazawa and K Kodaira：Preparation and Properties of Cattle Bone-Apatites Ceramics, Phos. Res. Bulletin, Vol. 1, 215-220, 1991.
15) T Akazawa and K Kodaira:Preparation and Ion-Exchange Property of Cattle Bone-Apatite, Phos. Res. Bulletin, Vol. 2, 63-68, 1992.
16) T Akazawa and M Kobayashi：Characterization of Differently Prepared Apatites by Adsorption Behavior of Albumin, J. Ceram. Soc. Jpn., Vol. 104 284-290, 1996.
17) 相澤 守, 神澤 信行, 松本 守雄：アパタイトファイバースキャフォールドのナノ構造と細分分化, バイオマテリナル-生体材料-, Vol. 23, No. 5, 336-342, 2005.
18) M Murata, M Inoue, M Arisue, et al.：Carrier-dependency of Cellular Differentiation Induced by Bone Morphogenetic Protein in Ectopic Sites, Int. J. Oral Maxillofac Surg., 27, 391-396, 1998.
19) M Murata, B Z Huang, T Shibata, et al.：Bone Augmentation by Recombinant Human BMP-2 and Collagen on Adult Rat Parietal Bone, Int J Oral Maxillofac Surg., Vol. 28, 232-237, 1999.
20) M Murata, F Maki, D Sato, et al.：Bone augmentation by onlay implant using recombinant human BMP-2 and collagen on adult rat skull without periosteum, Clin Oral Implants Res., Vol. 11, 289-295, 2000.
21) 村田 勝, 佐藤 大介, 赤澤 敏之, 他：ヌードマウスにおけるヒト脱灰象牙質顆粒の骨・散骨誘導,

Hard Tissue Biology, Vol. 11, No. 3, 110-114, 2003.

22) 佐藤 大介, 村田 勝, 佐々木 智也, 他：ヒト脱灰象牙質／リコンビナントヒトBMP-2,複合インプラントによる骨誘導,日本口腔インプラント学会誌, Vol. 15, No. 4, 403-411, 2003.

23) M Murata, T Akazawa, J Hino, et al.：Bone induction using human dematerialized dentin matrix and recombinant human BMP-2, Archives BioCeram. Res., Vol. 5, 178-181, 2005.

24) 小川 哲朗：骨の再生医療システムの開発–ハイドロキシアパタイトセラミックスによる骨再生–, 化学と工業, Vol. 58, NO. 7, 808-811, 2005.

25) 入江 洋之:吸収性セラミックスの骨再生への応用, セラミックス, Vol. 40, No. 10, 835-838, 2005.

26) 小川 哲朗, 日高 恒夫：アパタイト人工骨補填材の開発と製品化, Phos. Lett., No. 37, 14-19, 2000.

27) 小川 哲朗, 阿部 慶太, 冨永 芳恵, 他：水酸アパタイトセラミックス人工骨の材料設計と臨床応用, セラミックス, Vol. 38, No. 1, 51-54, 2003.

28) 村田 勝, 赤澤 敏之：細胞生物学とマテリアル工学の融合–骨再生とバイオマテリアル–, Phos. Lett., No. 47, 6-10, 2003.

29) M Murata, T Akazawa, M Arisue：Bone engineering-Biological materials and bone morphogenetic proteins-, Phos. Research Bulletin, Vol. 17, 51-58, 2004.

30) 赤澤 敏之, 村田 勝, 佐々木 智也,他：牛骨由来生体吸収性傾斜機能アパタイトの作製とそのキャラクタリゼーション, 2003年度傾斜機能材料論文集, 28-33, 2004.

31) 赤澤 敏之, 村田 勝, 有末 眞, 他：生体組織由来吸収性リン酸カルシウム傾斜機能複合材料とその作製方法, 特願2002-050515, 特開2003-210567, 特許第3718723号.

32) T Akazawa, M Murata, T Sasaki, et al.：Biodegradation and bioabsorption innovation of the functionally graded bovine-bone originated apatite with blood permeability, J. Biomed. Mater. Res., Vol. 76A, No. 1, 44-51, 2006.

33) T Akazawa, M Murata, J Tazaki, et al.：Surface Structure Design and Characterization of Bioabsorbable and Functionally Graded Apatites Originated from Bovine Bone, Key Engi. Mater., Vols. 309-311, 1051-1054, 2006.

34) K Yamashita, N Oikawa and T Umegaki：Acceleration and Deceleration of Bone-Like Crystal Growth on Ceramic Hydroxyapatite by Electric Poling, Chem. Mater., Vol. 8, 2697-2700, 1996.

35) T Akazawa, M Murata, J Tazaki, et al.：Characterization of Biodegradation and Bioabsorption of Functionally Graded Apatites Originated from Bovine Bone, Phos. Res. Bulletin, Vol. 19, 118-123, 2005.

36) T Akazawa, M Murata, T Sasaki, et al.：Osteoinduction steoinduction by Functionally-graded Apatites of Bovine Origin Loaded with Bone Morphogenetic Protein-2, J. Ame. Ceram. Soc., Vol. 88, No. 12, 3545-3548, 2005.

37) T Akazawa, M Murata, J Tazaki：Materials Design and Osteoinduction Characteristics of Biomimetic and Functionally Graded Apatites, J. Hard Tissue Biology, Vol. 14, No. 2, 73-75, 2005.

38) M Murata, T Akazawa, T Sasaki, et al.：Blood Permeability of a Novel Ceramic Scaffold for BMP-2, J. Biomed. Mater. Res., Vol. 81B, 469-476, 2007.

39) T Akazawa, M Murata, J Tazaki, et al.：Adsorption Characteristics of Albumin on Bioabsorbable and Functionally Graded Apatites Originated from Bovine Bone, Archives BioCeram. Res., Vol. 5, 332-335, 2005.

40) J Tazaki, T Akazawa, M Murata, et al.：BMP-2 dose-response and release studies in functionally graded HAp, Key Engi. Mater., Vols. 309-311, 965-968, 2006.

# 第7章　自己の組織を利用する新治療システム

―バイオリサイクル医療―

## はじめに

Dentistry is a Work of Love.
（内村鑑三の言葉）。

　生まれながら大切な顎（あご）と唇が割れているというハンディキャップを持った患者さんが北海道だけで約1万人いる。唇顎口蓋裂という奇形で，日本では約500人に1人（0.2％）の割合で生まれる極めて頻度の高い先天的疾患で，国内では心臓奇形の次に多いことが知られている。発症率は黄色人種が一番高く，黒人，白人の順である。世界中では特に中国，日本を始めとするアジアに多い。少子化が進む日本であるが唇顎口蓋裂患児の発生率は変わらない。歯と骨は一体なので，顎骨がない部分には歯はない（図1，2）。そして乳歯・永久歯が不揃い（歯列不正）で位置がずれて（転位）萌えてくることが多い。著者の1人村田は，大学卒業直後の研修医時代に先天的なハンディキャップを持った乳幼児や高校生，腫瘍などにより口腔の形態と機能を失った患者さんを担当して，機能する形態を回復する生物学的再生治療が社会で強く求められていることを知った。そして「最小限の侵襲で骨と歯をつくり噛み合わせを回復する」ことが，口腔健康科学に基盤を置く歯科医療の大きな達成目標であることを実感した。

　歯科医師の仕事は，歯と骨という硬組織や歯肉・粘膜という軟組織を対象とするものでミリからマイクロオーダーの極めて精巧な医療技術が要求される。本章では，次世代の研究者の卵である若者達を対象に天然資源を医療資源として治療に活用する先進的プロジェクトを紹介する。資源を捨てることは「もったいない」からはじまり，「自家組織の優位性と実際の治療」，「歯の銀行」，「生物由来材料の必要性と安全性」について展開したい。

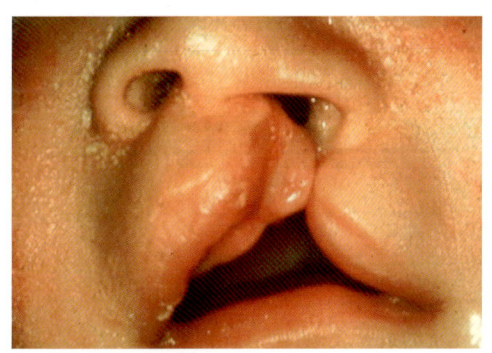

図1　唇顎口蓋裂患児
　左側の裂奇形であり，母乳がうまく飲めない。生後6か月頃に口唇形成術，18か月頃に口蓋形成術がなされる。

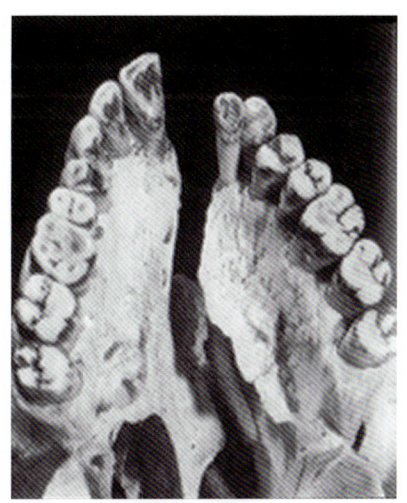

図2　顎口蓋裂患者のスケルトン
　一生涯，上顎と口蓋に骨がないままであったことが分かる。

著者　村田　勝　　北海道医療大学歯学部顎顔面口腔外科学
　　　赤澤　敏之　北海道立工業試験場材料技術部材料化学科
　　　有末　眞　　北海道医療大学歯学部顎顔面口腔外科学

## I. もったいない医療資源
### 「MOTTAINAI」キャンペーン

　天然歯は顎骨の中で上皮と間葉の相互作用により形態形成が進行する。自然萌出して生体内外を貫通する特徴的な機能・構造傾斜物である（図3）。歯の中央には歯髄という骨髄に類似した軟組織が存在する。歯髄は象牙質の形成と痛み刺激を伝達する役割がある。乳歯，永久歯の形態形成にはそれぞれ1.5～3年，10～25年かかり，部位に応じた形態の歯が形成される。この生体細胞が長年かけてつくった最も硬い精巧な臓器を捨てるのはもったいない。一般的に抜去した歯には血液や細菌が付着しているので，感染性医療廃棄物として取り扱われる。北海道医療大学では年間約1100本，日本では年間1100万本もの抜去歯が医療施設から有料で廃棄されている。著者らは，患者本人の不要な歯を「再生医療の資源」と考え，抜去歯を自己のために再利用する「歯のバイオリサイクル医療システムの開発」を経済産業省事業に提案した結果，歯科領域から唯一採択された（16～17年度地域新生コンソーシアム）。このプロジェクトの最も独創的な点は，「不要な歯で骨をつくること」と「不要な歯で失った歯を補うこと」であり，抜去歯をただの汚染ゴミにしないための安全な医療システム構築にある（図4）。2000年ヒューマンサイエンス振興財団（厚生労働省所管）は，医療発展のためのヒト組織研究資源バンクを大阪に設立した。手術で摘出された組織で検査後に残った組織は，現在医療廃棄物として処分されている。同意が得られた患者の摘出組織を動物試験などの研究に真摯な態度で利用することは，近未来のより良い医療技術の開発に役立ち，安全性に貢献することであろう。

　環境省は「3R地球にやさしい暮らし方」を提言している。「3R」とは，Reduce（減らす），Reuse（再利用），Recycle（リサイクル）で循環型社会を目指し，自然環境を悪化させない，地球規模で自然を大切に保護する精神を訴えている。アフリカのワンガリ マータイ博士（2004年ノーベル賞平和受賞）は，「MOTTAINAI」キャンペーンを展開している女性大臣である。2005年京都に来日した際，女史は日本のもっ

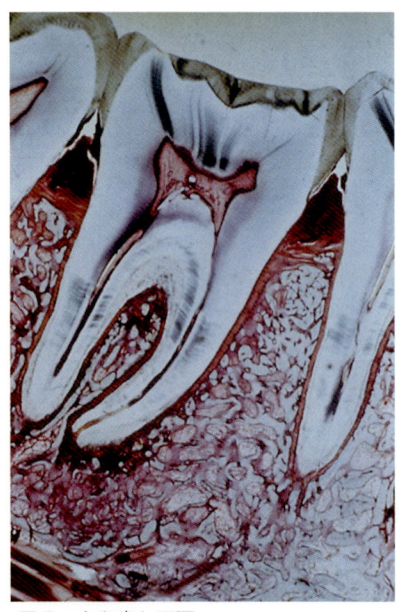

図3　大臼歯と下顎
　歯は顎骨と歯根膜組織で結合し，生体内外を貫通する臓器である。

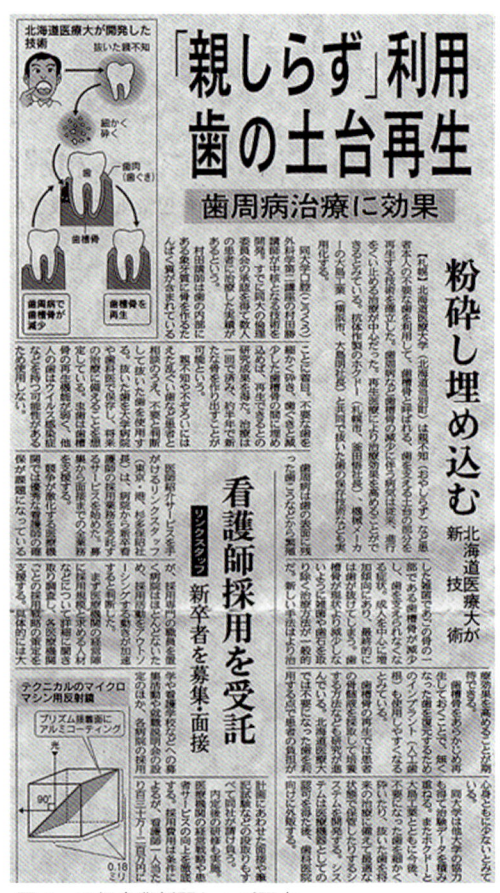

図4　日経産業新聞トップ記事
　（2004年8月11日朝刊掲

たいない精神に感銘し,「MOTTAINAI」を世界に呼びかけている。To discard natural teeth is MOTTAINAI !

## II. 自家組織と他家組織の抗原性

細胞は抗原性の最も強い生体成分である。細胞成分を除去したコラーゲンなどのマトリックスの抗原性は極めて低く,コラーゲンは種を超えてアミノ酸配列(1次構造)が良く保存されている。自己は非自己を認識するシステムを有している。生体(自己)は,他人の組織・細胞が移植(他家移植)されると抗原抗体反応をおこして拒絶する[1]。自分の分身である自己細胞・組織なら別の部位に移植(自家移植)しても受け入れられ,免疫学的拒絶反応は起こらない。その理解しやすい手術例を紹介する。

(注釈)
  抗　原：人体に侵入した病原体などの外敵の持っているタンパク質を中心とした分子。
  抗　体：外敵を攻撃するためにリンパ球が作るタンパク質分子の武器。
  抗原抗体反応：抗原と抗体が結合して抗原の毒性を消したり,病原体を殺してしまうなど戦う相手に応じて武器を変える免疫の方式。
  免　疫：「疫」つまり「はやり病」を免れるという意味でリンパ球が主役であり,リンパ球はB細胞(抗体をつくる)とT細胞(ヘルパーT細胞：免疫システムを活発にする,キラーT細胞：異物を貪食,サプレッサーT細胞：免疫システムを一時抑制する)に分類される。

### 歯を利用した人工眼

2003年日本で初めて自分の犬歯から作った基盤に人工レンズ(プラスチック)を埋め込み,失った視力を回復する治療,「歯で目をつくる」という驚きの治療が近畿大学でなされた(図5)。1963年イタリアの眼科医B. Strampelliが考案した技術[2]に基づき,1973年Falcinelliが改良して治療成績を向上した方法[3]であり,角膜が激しく損傷した重症スティーブンス・ジョンソン症候群(Sjs)患者に対する最後の手段であるという。Sjsは皮膚粘膜眼症候群とも呼ばれ,薬の副作用で発症するもので,涙腺の障害によるドライアイ,角膜の混濁により失明に至ることもある。歯根部利用人工角膜(osteo-odonto-keratoprosthesis：OOKP)手術は欧州ではすでに定着しており,視神経障害や緑内障がないことなど制約があるが,術後18年の生着率は80％以上であるという[4]。国内第一例はSjs

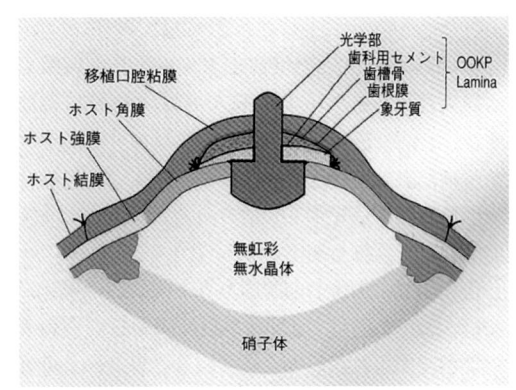

図5　歯根部利用人工角膜(OOKP)(文献4より転載)
　　　歯根部にプラスチックレンズが接着されている。

に罹患した49歳女性であり,5年ぶりに子供の顔が見ることができたようで,術後2年で矯正視力1.0,視野は約50°と良好な結果が得られている。本治療は,眼科医と口腔外科医の協力で施行され,犬歯を歯槽骨ごと切り出し,歯髄相当部にドリルで穴を開けプラスチック製レンズ光学部を歯科用セメントで固定する。まず1期手術として,このレンズユニットを頬部眼輪筋内に移植して肉芽を誘導して生体適合性を向上させる[4]。約3か月後2期手術として摘出したユニットを調整して,眼部に移植する。本治療法の利点として,自己の歯根を用いることで拒絶反応がなく,長期に安定していることがあげられ,OOKPは優れた生着と視力予後を示すことで国際的にも認められている[5]。

## III. 銀行と移植

細胞は抗原性の最も強い成分なので,肝臓など細胞成分豊富な臓器の他家移植にはマッチング検査が必要である。親子間でも細胞を移植すると拒絶する。たとえば,急性骨髄性白血病の主要な治療法である骨髄移植の際は,骨髄バンクに登録されている提供者の白血球の型(HLA)を調べ患者と適合した骨髄を使う。しかし,血液型などと違って,白血球の型がすべて一致する確率は血縁者では4分の1と高率だが,非血縁者では数千分の1といわれ,適合する骨髄を持つ提供者を捜すのは極めて難しいのが現状である。また提供者は骨髄採取のために入院して全身麻酔を受けるなど負担も大きく,骨髄バンク事業普及の壁となっている。そ

こで，へその緒が注目されている。理由は，新生児の臍帯血に多能性幹細胞が存在するからである[6]。

## 1．臍帯血（へその緒と胎盤の血液）銀行

臍帯血とは，出産の時赤ちゃんのへその緒とお母さんの胎盤にある血液である。血液を作り出す造血幹細胞が多量に含まれており，白血病などの患者さんに移植して病気を治すことができる。造血幹細胞を含んでいる臍帯血の移植は骨髄移植を補う治療法として注目されている。臍帯血由来の血液細胞は幼若であることから免疫学的に寛容なので他人にも移植可能である。骨髄移植のドナーがみつからなくとも臍帯血細胞移植治療ができるので医療ニーズが加速度的に高まっている。現在は，白血病，悪性リンパ腫，再生不良性貧血などの治療に有効に利用されている。バンクに生まれた直後のさい帯血を凍結保管しておき，万が一のときに使用できれば拒絶反応は少なく，他人のものよりは安全で高い治療効果が得られる。将来は，脊椎，心臓，血管などの再生医療や悪性腫瘍などのワクチンの開発，アトピー性皮膚炎やリウマチなど自己免疫疾患の治療への応用などが期待されている。

## 2．歯の銀行

世界で初めて広島大学が歯の銀行をビジネス化した。歯を預けたいという患者さんのニーズに応えた大学発ベンチャーである。基盤技術はAndresenらの基礎研究[7〜9]に基づいているが歯の凍結技術に新規性があり特許を取得している。新潟大学は歯の移植外来を看板に掲げて，歯の即時移植と凍結保存歯の移植を先進的に行っている。著者らは，象牙質を自家移植用バイオマテリアルとして骨形成に応用できることを基礎研究で実証し，臨床応用研究を実施した。これらを背景に「自己の不要な歯で骨をつくる」医療を実現するため，「歯のバイオリサイクル医療システムの開発」と題して経産省事業に申請し，歯科領域から唯一採択された（16〜17年度地域新生コンソーシアム）。短期間に特許2件を含む多くの成果を達成した。歯の銀行は患者さんのために少なくとも全国29歯学部・歯科大学に必要な施設で，地域歯科医院との連携医療が可能になると考える。

＜歯の凍結保存方法＞
(1) 説明と同意
(2) 歯の診査（記録）
(3) 抜歯手術
(4) 保存液（血清不含細胞凍結液）入りの容器に保存（患者識別ラベル貼付）
(5) プログラムフリージング（−50℃まで）
(6) 超低温フリーザー「歯の銀行」（−152℃凍結）に保存

歯のバンキングによって現在行われている治療や近未来に可能になる治療を紹介する。

### 1）凍結保存歯の自家移植

第一大臼歯（6歳臼歯）や第二大臼歯は，小・中学生の頃に虫歯（う触，カリエス）に罹患しやすく，感染根管治療（細菌感染した歯髄・象牙質を除去する治療）の予後が悪いと根尖病巣（歯槽骨内に形成された細菌の居住空間）を形成したり，歯周病や歯根破折が原因で成人後に抜去されることが多い歯である。生まれ持った自己の歯の有効利用である。歯の移植が成功して必要な部位で機能することは，患者に多大なメリットがあり素晴らしい医療である。天然歯には歯根膜組織という神経・血管が豊富なセンサー・クッションが付着しているため，自然な噛みごたえを実感できる。前後の歯を数本利用して作製するブリッジ治療や人工歯根（インプラント）を埋める治療に比べて，経済性・即効性・有効性・安全性から優位な治療である。特にブリッジ補綴は理工学的な治療で鎧である天然歯質（エナメル質，象牙質）を削るというマイナス面がある。デンタルインプラント治療は優れた医療技術であるが，人工歯根には歯根膜がないため，顎骨に過剰な咬合圧が直接伝達しても察知できない。またインプラント体は骨と直接結合しているため，感染抵抗性に乏しくインプラント周囲炎の進行は天然歯より早いことが知られている。

なお，第三大臼歯（智歯，親知らず）を歯のない大臼歯部に即座に移植（即時移植）することは2005年保険医療として認可されている。

### 2）象牙質移植

象牙質と骨は形態が違うものの，構成成分は極めて類似している（図6）。齧歯類（ラット，ウサギ，モルモットなど）の脱灰象牙質に骨

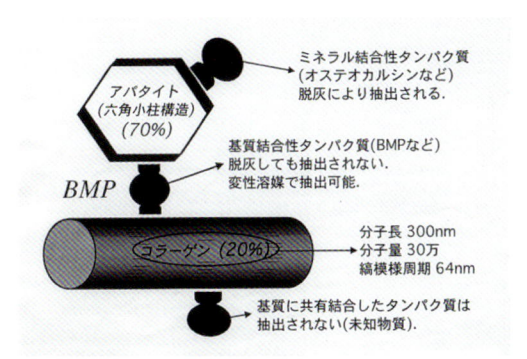

図6　象牙質・骨の分解模式図

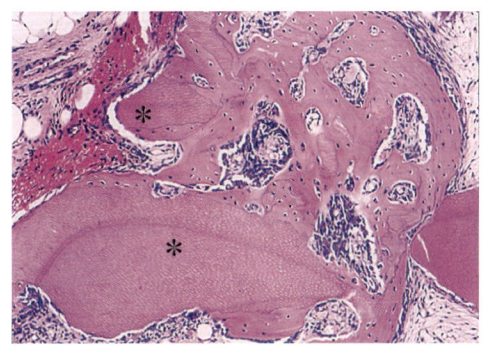

図7　ヒト脱灰象牙質顆粒とリコンビナントヒトBMP-2による骨誘導
　ヌードマウス背部皮下結合組織内に移植後2週の組織像（H-E染色）。
　脱灰象牙質顆粒（*）間を架橋するように骨が形成された。

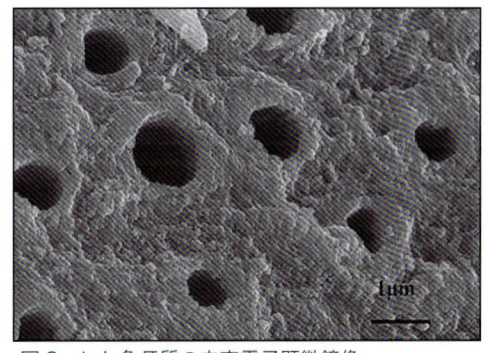

図8　ヒト象牙質の走査電子顕微鏡像
　洗浄後の石灰化象牙質顆粒であり、象牙細管（直径約1μm）が明瞭にみえる。

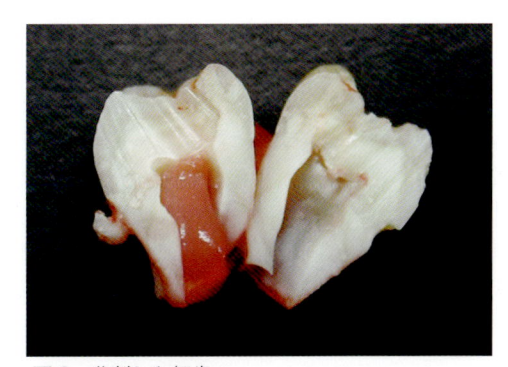

図9　分割した智歯
　中央に神経・血管豊富な歯髄が存在している。

を誘導する活性があることが約40年前から知られていた[10]。世界の一流研究者が象牙質の骨誘導を論文で報告してきたが、歯科医は象牙質に注目してこなかったといえる。著者らは同意の得られた患者さんから抜去歯を収集し、完全脱灰象牙質顆粒を液体窒素冷却下で複雑な工程を経て調整した。そのヒト脱灰象牙質顆粒を免疫拒絶反応を起こさないヌードマウス背部皮下結合組織内に移植して、骨・軟骨誘導を組織学的に証明した[11]（図7）。象牙質には象牙細管が存在するものの細胞が侵入できない緻密構造体である（図8）。この構造に由来した細胞接着可能表面積の少なさと骨形成タンパク質[12,13]（Bone morphogenetic proteins：BMPs）の含有量が骨誘導能に関して、海綿骨に劣る点であると考える。脱灰象牙質による骨誘導のメカニズムは、象牙質に存在すると考えられるBMPsが主に血管周囲に存在するBMPレセプターを有する細胞と反応した結果、骨芽細胞に分化して骨を形成したものと考えられる。本結果は、筋肉よりも血管に乏しい皮下組織内で硬組織誘導に成功した点に大きな意義がある。また、リコンビナントヒトBMP-2を添加すると骨・軟骨誘導現象は明らかに加速した[14]。北海道医療大学では、膨大な基礎研究を背景に自家象牙質移植の臨床研究を世界にさきがけて進めている。骨造成のため、自己の不要な歯（非機能歯）を顆粒状に加工して自家移植した症例は10例になった（2007年3月現在）。

＜酸処理象牙質顆粒の調整＞
（1）自動粉砕装置（特許申請済）で顆粒化
（2）硝酸処理、洗浄、抗菌薬処理
（3）凍結乾燥
（4）細菌培養検査

### 3）歯髄移植

　マウスやラットの歯髄はハイドロキシアパタイトと複合移植すると骨を誘導することや神経栄養因子が存在することが報告されている。2002年ヒト歯髄に幹細胞が存在することが報告され[15]、ヒト歯髄研究は世界で加速度的に展開されている（図9）。胚性幹細胞（ES細胞）

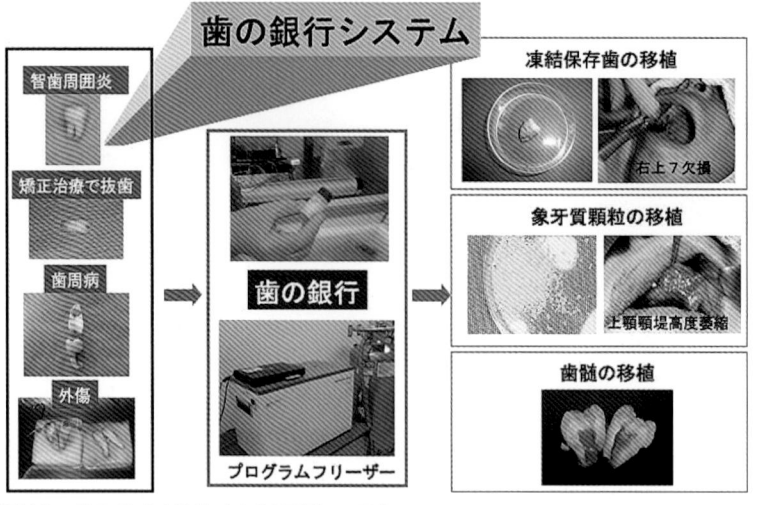

図10 歯のバイオリサイクル医療システム

には倫理的な問題があるため，幹細胞の現実的な供給源として特に第三大臼歯（智歯，親知らず）が注目されている。当研究室において，成人歯髄には骨形成タンパク質（BMP-2）が主に未熟型で存在することを分子生物学的に探求し，ヒト歯髄には骨を形成する能力が貯蔵されていることを明らかにした[16]（2006年日本口腔外科学会ゴールドリボン賞受賞）。歯の凍結保存方法は，歯根膜細胞の生存にターゲットが当てられており，歯髄細胞の凍結保存に関する研究は未知の領域である。硬組織で囲まれた歯髄を取り出す方法すら，確立していない現状である。現在，科学技術振興機構（JST）研究助成金でこのフロンティア領域を開拓中である（「歯槽骨及び象牙質再生のための歯髄細胞組込型バイオマテリアルの創成」産学共同シーズイノベーション化事業　顕在化ステージ）。

## IV. 歯のバイオリサイクル医療システム

新規バイオリサイクル医療[17]は，歯の再植や移植，成分移植（象牙質，エナメル質，歯髄）を含む（図10）。この医療技術を特殊な高度専門病院ではなく，多くの患者さんを日常担当している歯科医院で安全に簡便に行ってもらうためにはシステムを構築し，簡便な小型装置を開発する必要がある。

**1. 普及型医療を支える装置開発**—世界でただひとつ—
**1）歯の再植・移植用に必要な固定・除菌装置**

新規装置は細かな歯科治療を安全に迅速に正確に進めるために必要な医療用具[18]である（図11）。歯の再植・移植成功のキーポイントは歯根膜細胞の活性を維持することである。歯根を生理食塩水ガーゼで持つことや歯頸部を鉗子で把持することは治療に対して様々な制限が加わり，また歯根膜が汚染されやすい。歯の固定・除菌装置により，歯根膜細胞を抗菌薬入り溶液で保湿・保護して，器具の制限がなく迅速な根管治療と歯冠形成が可能になった。

**2）歯の自動粉砕・加工装置**

歯を顆粒化して治療に使用するには複雑な特殊工程を経なくてはならない。この特殊加工技術を一般に普及させるために歯を粉砕する小型自動装置[19]を開発した（図12）。液体窒素を使わずに特殊な氷で歯を顆粒化することに成功

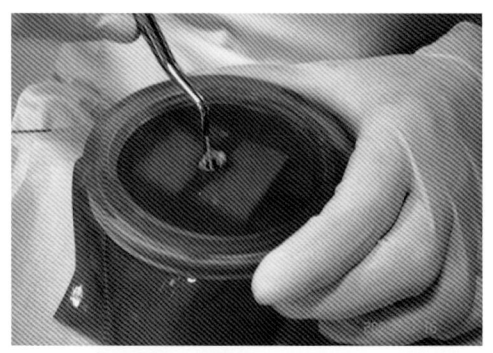

図11 歯の再植・移植用に必要な固定・除菌装置

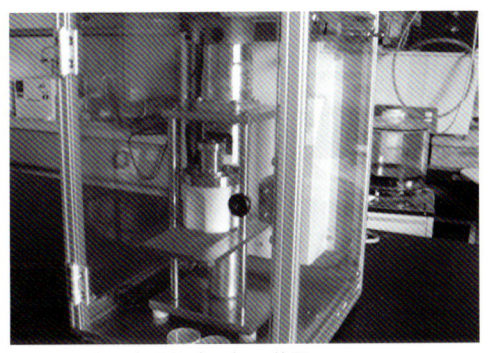

図12 歯の自動粉砕・加工装置
ジルコニア製容器に凍結保存歯を入れて約60秒で顆粒状に粉砕される。材質ジルコニアは生体材料として認可されている。

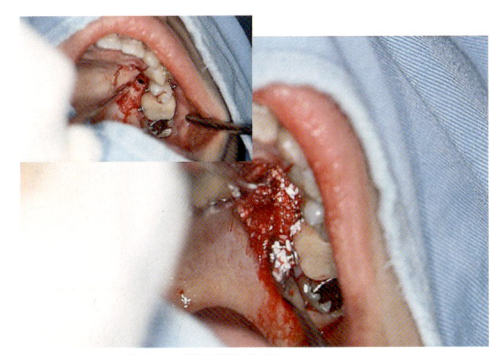

図13 自家象牙質顆粒移植
便宜抜去した小臼歯から象牙質顆粒を調整し、骨欠損部（口腔上顎洞ろう孔部）に自家移植している。

した点が普及化に向けてのブレイクスルーになると考える。手動で粉砕した象牙質片に比べて、自動化により均一な顆粒状に粉砕できることが明らかになり、顆粒分別工程が不要でさらに簡便になった。特殊な医療機関ではなく、治療施設を選ばず歯科医院のユニットサイドで可能な治療技術に近づいた。

### 2．臨床研究

自家象牙質顆粒移植症例は10例になった（2007年3月現在）。そのうち臨床研究協力医療機関での自家象牙質移植症例は1例である。術後、象牙質顆粒が排除されたり、感染したなどという有害事象は全く発生していない（図13）。

## V．生物由来材料の必要性と安全性

自分の組織ばかりで治療全体をすべて補うことができるわけではない。実際の医療現場では動物由来マテリアルに多くを依存している。抗菌薬や胃消化薬などを入れるカプセルはウシあるいはブタ由来ゼラチンが主流である。

### 1．ウシ皮コラーゲン

日常診療で抜歯窩にゼラチンスポンジあるいはコラーゲンを填入することが多い。ゼラチンスポンジやコラーゲンの原材料のうち7割はウシ皮由来である。どちらも医療用止血材として適用・販売されている。著者は、ゼラチンスポンジやコラーゲンスポンジの血餅保持基材としての効果を提案したい。理由として、抜歯窩にコラーゲン性マテリアルを填入すると断裂した血管由来の血小板がマトリックスに粘着・凝集するとともにマテリアルは液体成分を吸収して数倍にも膨潤する。フィブリノーゲンはフィブリンとなり血球をからめて硬化し、この凝固血液塊（血餅）はマトリックスに支持された状態になるわけである。

### 2．近未来医療材料　地球資源のリサイクル

再生医療に必要なバイオマテリアルは生体のリモデリングシステムに組み込まれて吸収されなくてはならないと考え、骨主要成分であるアパタイトとコラーゲンに注目して研究してきた。アパタイトとコラーゲンは生体に元来存在する物質であり、マテリアルが生理的な代謝システムに組み込まれるためには生体由来成分が圧倒的に有利である。

#### 1）ウシ骨セラミックス

北海道にウシは16万頭おり、体重は約1トンで骨重量は300kgである。1頭のウシ骨から約30kgのアパタイトが理論的に作製可能である。トレーサビリティーが明らかでBSEに感染していないウシ由来骨を使用し、その骨を焼結・強アルカリ・強酸で処理して作製するので、すべてのタンパク質が分解され、安全なセラミックスになる。天然未利用資源の医療用開発を目ざしたリサイクルである。新規セラミックスは、人工と天然の融和構造を有するアパタイトで栄養孔を持ち、組織液浸透性の吸収性マテリアルである[20,21]。従来のアパタイトには組織液の浸透がなかったことから、画期的な技術を基盤としたバイオセラミックスである（第6章参照）。

## 2）サケ皮由来コラーゲン

サーモンコラーゲンの開発が始まっている。シロザケは北海道だけで年間18万トンの水揚げがあり，その内約23%が加工され，除去された皮（約2500トン）は産業廃棄物になる。この未利用水産資源から，コラーゲンは25%の収量で精製が可能なので，年600トンのマリンコラーゲンの供給が可能となる[22]。サケI型コラーゲンの変性温度は19℃である。ヒト，ラットなどほ乳類の体温は約36.5℃であるため，サケI型コラーゲンをラット体内に注入するとコラーゲンの変性がすぐに始まり，ゼラチンとなって吸収され，翌日には光学顕微鏡レベルでコラーゲンの存在が確認できない。サケコラーゲンを研究用に使用するためには，熱安定性を高める処理が最初に要求され，細胞毒性のない化学的架橋処理方法によって37℃で安定なコラーゲンが開発された（井原水産製：フィブリゲル(r)）。

## 3）サケ白子DNA

デオキシリボ核酸（DNA）を遺伝子としてではなく，天然に多量に存在する機能性高分子としてとらえる研究[23]が進行し，DNA相互作用の特異性を利用した新しいバイオセンサーが報告された[24]。DNAはI型コラーゲンに親和性があることが知られており，DNA存在下でアテロコラーゲン溶液を中性化するとDNAがアテロコラーゲン線維化のマトリックスとして働き，横紋構造を有するアテロコラーゲン線維が再構成されることが明らかになった。サケ精巣は白子として食用に販売されているが，大部分が廃棄される生物資源である。筆者らは既にサケ精巣由来DNAとウシ真皮由来I型コラーゲンの複合スポンジ状マトリックスに骨形成タンパク質（BMPs）を添加して，ビーグル犬歯周組織の再生を試みた結果，露出歯根面と新生骨間にアンキローシスを認めずに歯槽骨再生が促進された[25,26]。現在は，サケDNAとサケI型コラーゲンを複合化したバイオマテリアルの皮膚欠損部創傷治癒効果を産学連携で研究中である（ノーステック財団採択プロジェクト）。

## VI. 自家組織・細胞を利用した治療

### 1. 自己血輸血

緊急手術でなく待機手術で予定が組める場合，術前に自己の血液を必要量採血して日赤血液センターに預けることができる。手術時に輸血が必要なときは貯蔵していた自己血を輸血するので拒絶反応はなく安全である。ただし保存期間に制限があり術前に貯血できる血液量は限られているため，足りない場合は同種血輸血を併用することが必要になる。今日裁判になっている輸血後肝炎や合併症を避けることができるため安心である（図14）。なお，1997年以降，HBV，HCV，HIV（エイズ原因ウイルス）に対する核酸増幅試験が血液スクリーニングに用いられるようになり，輸血後肝炎は皆無に等しい状況になったという。

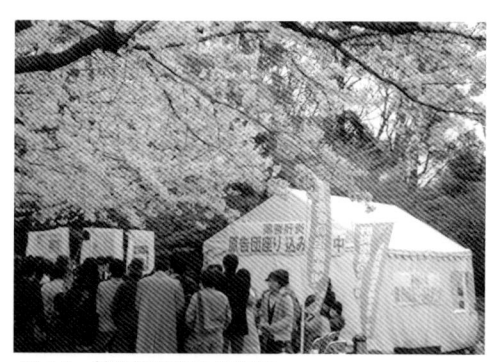

図14 輸血後肝炎の原告団
霞ヶ関の桜の下で薬害肝炎原告団が座り込み中（2007年春）。

### 2. 新鮮自家骨移植

様々な処理骨が歴史的に使用されてきた（図15）。ホルマリン固定骨や煮沸骨は骨誘導能がないため臨床成績が悪く数十年前から使用されていない。新鮮自家骨は骨髄などの骨形成細胞とBMPs活性により最も成績の良い移植方法である。今後BMPsが臨床で使用可能になると凍結乾燥骨の移植成績が格段に向上することが基礎研究から予想される。

### 3. オートコラーゲン

美容形成外科では，腹部脂肪を吸引する際の副産物であるコラーゲンを患者本人のしわ伸ばしに使用している。これはコラーゲンの自家移植であり移植免疫に問題がないので，抗原性の

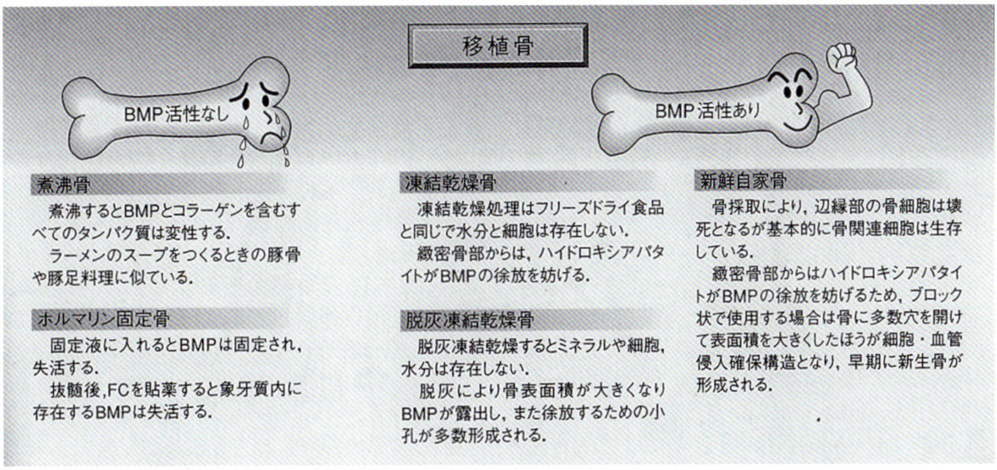

図15 移植骨の種類
骨誘導活性のない骨（BMPs失活骨）は移植成績が極めて悪い。

あるペプチド部分を除去（アテロコラーゲン化）する必要がない。一方，医療用コラーゲンはブタやウシの真皮や腱から抽出し，抗原性の強いテロペプチド部分をペプシンなどのプロテアーゼで消化・除去（アテロ化）後に高度精製したもので，抗原性の極めて低い天然高分子材料（アテロコラーゲン）として使用されている。

## VII. 夢ある未来の研究者へ
### セルネットワークからヒューマンネットワーク

「少年よ，大志を抱け」の言葉で有名なW. S. クラーク博士は8か月しか札幌農学校（現在の北海道大学）に滞在していない。しかし，その間に多くの学生に影響を与えて国の基礎を支える一流の日本人を輩出した。2期生だった内村鑑三や新渡戸稲造は，直接クラーク博士の講義を受けなかったもののキリスト教の精神や科学を探究する姿勢など，影響を強く受けている。高い理想を持って行動した人と出会い，影響を受けた人はやはり偉大なことを成し遂げる。
（日野原重明の言葉）

ヒポクラテスは，「Life is short. Art is long.」と語り，人間の短い命を救うために連綿と発展してきた医療（Art）の重要性を説いた。

骨細胞と骨芽細胞が細胞突起を介して結合し，セルネットワークを形成して骨代謝を維持している（図16）。著者らは連携研究を通じて，大学の知が社会におけるヒューマンネットワークの中で育てられ深い信頼と強い絆が得られては

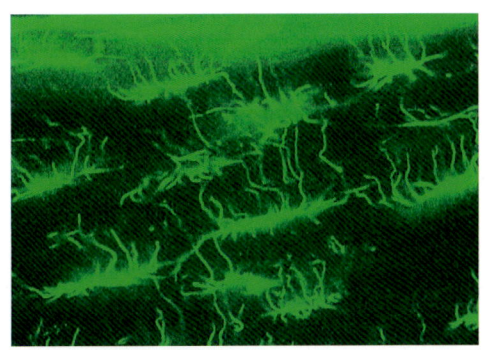

図16 頭蓋骨の骨細胞
骨細胞同士が細胞突起を介して連結し，ネットワークを形成している（蛍光染色）。
黒い部分は骨基質。

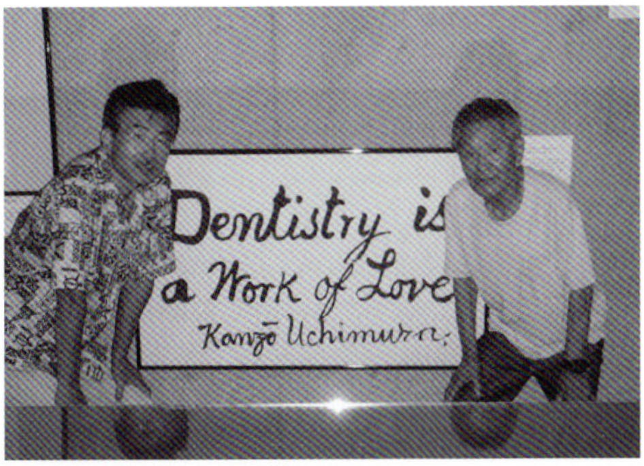

図17 内村鑑三の言葉
軽井沢 石の教会 内村鑑三記念堂で著者と父。

じめて患者さんのための医療につながることを実感している。最後に歯と骨を大切にするプロジェクトのまとめとしてこの言葉を残したい。

Dentistry is a work of love for any patient.
（内村鑑三の言葉 著者改変）（図17）。

## 参考文献

1) 医科免疫学. 菊地 浩吉, 編. pp73-292, 南江堂
2) Strampelli B：Keratoprosthesis with osteodontal tissue, Am. J. Ophthalmol, 89：1029-1039, 1963.
3) Falcinelli GC, Barogi G, Taloni M：Osteoo dontokeratoprosthesis：Present experience and future prospects, Refract Corneal Surg., 9：193-194, 1993.
4) 福田 昌彦：人工角膜の臨床, 臨床眼科, 59：300-305, 2005.
5) Sciscio A, Herold J, Hull C, et al. ：Early British results of modern Falcinelli osteo-odonto-kerato-prosthesis (OOKP) surgery, An. Inst. Barraquer, 30：59-63, 2001.
6) 岡本 真一郎：幹細胞移植の新しい展開 造血幹細胞移植と再生医療, 東京都医師会雑誌, 55(10), 1628-1632, 2002.
7) Andreasen JO：Cryopreservation of teeth before replantation or transplantation. In Atlasof replantation and transplantation of teeth, Mediglobe Fribourg, 241-256, 1992.
8) Andreasen JO：カラーアトラス 歯牙の再植と移植の治療学, クインテッセンス出版, 東京, 1993.
9) Andreasen JO：自家歯牙移植とインプラント, ザ・クインテッセンス, 14 (12)：2836-2851, 1995.
10) Yeomans JD, and Urist MR：Bone induction by decalcified dentin implanted into oral osseous and muscle tissues, Arch. Oral. Biol., 12：999-1008, 1967.
11) 村田 勝, 佐藤 大介, 赤澤 敏之, 他.：ヌードマウスにおけるヒト脱灰象牙質顆粒の骨・軟骨誘導, Journal of Hard Tissue Biology, 11 (3), 110-114, 2003.
12) Urist M R：Bone formation by autoinduction, Science, 150：893-899, 1965.
13) Murata M, Inoue M, Arisue M, et al.：Carrier-dependency of cellular differentiation induced by bone morphogenetic protein (BMP) in ectopic sites, Int. J. Oral Maxillofac. Surg., 27, 391-396, 1998.
14) 佐藤 大介, 村田 勝, 佐々木 智也, 他.：ヒト脱灰象牙質／リコンビナントヒトBMP-2複合インプラントによる骨誘導, 日本口腔インプラント誌, 15：403-411, 2002.
15) Gronthos S, Brahim J, Li W, Fisher L W, Cherman N, Boyde A, DenBesten P, Gehron Robey P, Shi S：Stem cell properties of human dental pulp stem cells, J. Dent. Res., 81(8)：531-535, 2002.
16) 伊藤 勝敏, 村田 勝, 荒川 俊哉, 他.：ヒト歯髄組織における骨形成タンパク質 (BMPs) の発現, Journal of Hard Tissue Biology, 投稿中.
17) 村田 勝, 赤澤 敏之, 有末 眞：歯のバイオリサイクル医療システム, 日本歯科評論, 66(4)：49-50, 2006.
18)「抜去歯の固定装置および抜去歯の洗浄, 加工方法」, 公開日18年11月9日 (特開2006-305324).
19)「高度先進医療に応用できる抜去歯粉砕品, 抜去歯由来の脱灰粉体, 脱灰粉体とアパタイトとの複合体を調整する方法及び粉砕機」, 出願日18年2月24日 (特願2006-048476).
20) Akazawa T, Murata M, Sasaki T, et al. ：Biodegradation and bioabsorption innovation of the functionally graded cattle-bone-originated apatite with blood compatibility, J. Biomed. Mater Res., 76A：1, 44-51, 2006.
21) Murata M, Akazawa T, Tazaki J, et al. ：Blood permeability of a novel ceramic scaffold for BMP-2, J. Biomed. Mater. Res., in press, 2007.
22) Yunoki S, Nagai N, Suzuki T, Munekata M：Novel biomaterial from reinforced salmon collagen gel prepared by fibril formation and cross-linking, J. Biosci. Bioeng., 98：1, 40-47, 2004.
23) Kitamura, H, Iwamoto, C, et al. ：Marked effect of DNA on collagen fibrillogenesis in vitro, Int. J. Biol. Macromol., 20：241-244 1997.
24) Mirkin CA, Letsinger RL, Mucic RC, Storhoff JJ：A DNA-based method for rationally assembling nanoparticles into macroscopic materials, Nature, 382：607-609, 1996.
25) Murata M, Arisue M, Sato M, et al. ：Bone induction in subcutaneous tissue in rats by a newly developed DNA-coated atelocollagen and bone morphogenetic protein, Br. J. Oral Maxillofac. Surg., 40：131-135, 2002.
26) 村田 勝, 佐藤 大介, 佐々木 智也, 他.：骨形成タンパク質添加DNA／アテロコラーゲンによるビーグル犬歯周組織の再生, 日本口腔外科学会雑誌, 49(1)：1-9, 2003.

# 索 引

## 【A】
aFGF　76
angiogenesis　33
Angiogenin　33
Angiopoietin-1　33
Angiostatin　33

## 【B】
Banes　42
BDNF　81
bFGF；basic fibro-blast growth factor　35, 76
b-Hap　88
BMP；bone morphogenetic protein　33, 35, 76
BMP 骨誘導系　34
BMP 誘導異所骨形成　55
BMP-2　34, 76
BMP-4　34
BMP-7　34, 77
BSP　13

## 【C】
Ca-ECM　9, 13
Caplan の仮説　7
Cbfa-1　11, 43
CD47　42
Chondromodulin-1　33
concavity　60
Connection　46
Contact　46
cystine-knots 型　37

## 【D】
DDS 担体　72
DMP1　29
DNA　104

## 【E】
ECM　51
ectomesenchyme　8
Ectopic calcification　46
EGF　11, 37, 75
EGF family　33
Encapsulation　46
Endostatin　33

## 【E（続）】
Ephrin　33
Epigallocatechin　33
ES 細胞　53

## 【F】
FCM　39
FGF　34, 37
FGF-1　76
FGF-2　34, 76
FGF-4　81
furcation defect　38

## 【G】
G-CSF/GM-CSF　33
Gospodarowicz　37
guided tissue regeneration　40

## 【H】
Hap　84
Haverse 系　57
HGF　37, 75

## 【I】
IFNs　33
IGF　37
IGF-1　77
IL-4　42

## 【J】
Julius Wolff　12, 42

## 【K】
Klein-Nulend　42

## 【L】
LH　37

## 【M】
mechanotransduction　42
MEPE　29
MMPs　33
morphogen　38
MyoD ファミリー　11

## 【N】
NCP；noncollagenous protein　11
NGF　11, 37, 75

## 【O】
ODF；osteoclast differentiation factor　10
OP-1　77
optimal spaces　51
osteoid　9

## 【P】
PDGF　37, 76
PDGF-BB　33
PlGF；placental growth factor　34
Pleiotrophin　33
predentin　9
Proliferin　33

## 【R】
RANK；receptor activator of Nuclear Factor kB　11
Rejection　46
remodeling　46
Resorption　46
RGD 細胞接着配列　28
r-Hap　89
rhBMP-2　40
Ripamonti　39
Runx2　16

## 【S】
Salter　42
SIBLING ファミリー　27
SLRP ファミリー　31
Smad　38
stellate reticulum　8
stratum intermedium　8

## 【T】
TCP　84
Tensegrity　44
TGF-$\alpha$　81
TGF-$\beta$　33, 37
TGF-$\beta_1$　81
Thrombospondin-1　33
Thrombospondin-2　33
Thromobogenesis　46
TIMPs　33
Titanium web　43
TNF-$\alpha$　33
TW 培養　43
TWT；titanium-webequipped titanium　61

## 【V】
vasculatureinducing geometry　11, 46
vasculogenesis　33
VDRE　27
VEGF　33, 37, 75
　のファミリー　34
VEGF-A　34
VEGF-B　34
VEGF-C　34
VEGF-D　34
VEGF-E　34
VEGFR-1　34
VEGFR-2　34

## 【あ】

アクチンフィラメント　43
アシアロ糖蛋白　53
アダプター　37
アテロコラーゲン　69, 105
アメロジェニン　32
アルブミン　93
異所性生物検定　92
Ⅰ型コラーゲン　60
一次骨梁　8
1, 25 (OH)$_2$ vitamin D$_3$　33
イムノグロブリン様ドメイン　37
医薬品　75
医療機器　81
医療資源　97
インスリン様増殖因子　37
インスリン様増殖因子-1　77
インターフェロン$\gamma$　71
インテグリン経由のカスケード　43
ウォルフの法則　12, 42
内エナメル上皮　8
内村鑑三　97
栄養供給系　46, 51
エナメル　8
エナメル器　8
エナメルタンパク質　6, 11
エナメロイド　6
塩基性線維芽細胞増殖因子　76
凹型構造　59
黄体ホルモン　37
オステオイド　9
オステオカルシン　26
オステオネクチン　11
オステオポンチン　27
温度感受性ゲル　53
温度感受性高分子　53
温度感受性ポリマー　45

## 【か】

貝殻　6
核形成説　12
芽細胞　8
肝再生因子　37
幹細胞　34, 45, 101
肝細胞増殖因子　75
患者オーダーメイド型医療　87
関節リウマチ　71
間葉系幹細胞　15
幾何学的側面　51
疑似体液　91
吸収　46
吸収性セラミックス　87
吸収速度　90
拒絶反応　46
窪み　60
繰り返し加重　43
傾斜機能アパタイト　89, 90
形態形成因子　38
血管　46
血管確保構造　34
血管新生　33
血管新生阻止因子　7
血管侵入　34
血管阻害構造　34
血管阻止幾何構造　56
血管内皮増殖因子　33, 37, 75
血管発生　33
血管誘導幾何構造　11, 46, 56
結合　46
血小板由来増殖因子　37, 76
血栓形成　46
高位脛骨骨切術　80
口蓋破裂　41
口腔上皮　8
抗原性　99
硬組織　5
硬組織再建　44
国際BMP学会　39
骨・骨髄組織　93
骨・軟骨誘導　101
骨芽細胞　15, 34, 68
骨基質　8
骨形成因子　76
骨形成タンパク質　35, 101
骨細管液　43
骨シアロタンパク質　11, 28
骨髄移植　99
骨成長因子　94
骨粗しょう症　71
骨代謝　67
骨転移ガン　71
コッホの4原則　52
骨免疫　72
骨誘導能　90
骨リモデリングシステム　94
コラーゲン　11, 103
コラーゲン架橋結合　10
コラーゲン・ゲル　54

コラーゲン線維　8, 39
コラーゲン線維膜　39

## 【さ】

再生　97
再生医療　52, 83
臍帯血　100
最適空間　52, 60
最適空間理論　51
最適空間論　60
サイトカイン　35, 53
サイトカインレセプター型　37
サイナスリフト　41
細胞　34
細胞外基質　67, 80
細胞外マトリックス　11
細胞骨格　43
細胞制御因子　35
細胞親和性　87
細胞接着性　53
細胞接着分子　60
細胞増殖因子　75
3次元培養　60
酸性線維芽細胞増殖因子　76
シート工学　53
自家移植　99
シグナル伝達分子　37
シグナル伝達分子群　38
自己組織化　68
歯根部利用人工角膜　99
歯根分岐部欠損　38
歯根膜　100
歯根膜線維　59
歯周病　80
歯髄　98
歯髄移植　101
至適サイズ　59
歯肉弁剥離掻爬手術　41
歯乳頭　8
シャーピーの線維　40
遮断膜　40
シャミセンガイ　6
10種類の幾何構造分類　54
受容体　37
焼成アパタイト　88
上皮-間葉相互作用　8
上皮成長因子　37
上皮増殖因子　75
シリコン製マイクロチップアレイ　59

唇顎口蓋裂　97
神経栄養因子　75
神経成長因子　37
人工ECM　51
　の幾何学　51
　の属性　53
人工コラーゲン　54
人工細胞外マトリックス　11, 51
人工歯根　61, 100
親水性ポリマー　53
新生骨　93
新鮮自家骨　104
水酸アパタイト　84
水酸アパタイト・コラーゲン（Hap/Col）複合体　69
垂直コラーゲン線維誘導膜　59
スタンレー・コーエン　35
スティーブンス・ジョンソン症候群　99
スポンジ　70
制御分子　51
静水圧負荷　62
生体活性セラミックス　84
生体関連セラミックス　83
生体親和性　91
生体組織由来材料　85
生体不活性セラミックス　84
生体模倣材料　85
生体模倣セラミックス　85
生体融和材料　87
生体用セラミックス　83
静置培養　62
静電結合　53
脊椎固定　38
脊椎動物　6
石灰化　8, 46
石灰化ECM　13
石灰化し得るECM　9
石灰化し得るマトリックス　13
石灰化制御因子　35
石灰化組織　5
接着　46
接着斑　43
ゼラチン　103
セラミックス　103
セリン・スレオニンキナーゼ型　37
線維芽細胞増殖因子　34, 37
繊維性ガラス膜　56
象牙芽細胞　8
象牙芽細胞様　6

象牙質　98, 100
象牙質移植　100
象牙質リン・タンパク質　29
象牙前質　9
造血骨髄組織　93
阻害説　13
組織幹細胞　45
組織工学　52, 84
組織再生誘導　40
組織体液　92
疎水結合　53
ソフトナノテクノロジー　70

【た】
体液・血液浸透性　87
体液浸透　93
体液浸透性　87
他家移植　99
多核巨細胞　93
多孔体　70
炭酸カルシウム　6
置換　46
チタンウエブ　60
チタン繊維　43
チタン微細繊維構造体　60
中間径フィラメント　43
張力統括　44
チロシンキナーゼ　37
低侵しゅう・局所投与療法　71
低分子G蛋白　43
デコリン　31
テンスグリティー理論　51, 62
凍結乾燥法　70
同心円状構造　57
動力学効果　42
動力学刺激　44
動力学的刺激　42
動力学的要素　51
動力学付加装置　47
トラフェルミン　78
トリプル・ヘリックス　20
トンネル効果　58

【な】
内部貫通性　47
ナノ構造　67
ナノコンポジット　68
ナノサイエンス　72
ナノマテリアル　54

軟骨細胞　34
軟骨内骨化　7
二次骨梁　8
新渡戸稲造　105
脳由来神経栄養因子　81

【は】
バイオインスパイアド　69
バイオテクノロジー関連セラミックス　83
バイオマテリアル　71
バイオミメティック　70
バイオミメティック（生体模倣）構造　87
破骨細胞　68
ハニカム　57
ハニカム・セラミックス　58
ハニカム型アパタイト　57
歯の銀行　100
歯の再植・移植　102
ハバース・システム　57
ビグリカン　31
非コラーゲン・タンパク質　11
微小管　43
微小環境　67
ヒスタチン　35
ビスフォスフォネート　71
ヒドロキシ　41
ヒドロキシ・リジノノルロイシン　24
ヒドロキシアパタイト　10, 18
ヒドロキシプロリン　19
ヒドロキシリジン　19
日野原重明　105
被包化　46
ヒポクラテス　105
ピリジノリン　10, 24
ブースター（濃度上昇）説　12
フラップ手術　41, 80
プロコラーゲン　23
プロテオグリカン　10, 11
プロピルセルロース　41
閉管モデル　56
$\beta$-TCP　45, 54, 78
$\beta$-trefoil 型　37
$\beta$ 型形質転換増殖因子　37
$\beta$ 構造　37
ペントシジン　24
崩壊吸収　93
崩壊断片化　93
ホール・ゾーン　23
ホスホホリン　11, 13, 29

ホメオスタシス　53

　　　【ま】
　膜性骨　6
　膜内骨化　7
　マクロ細孔　91
　ミクロ構造　71
　ミクロ細孔　91
　未石灰化基質　9
　ミネラル・イオン　11
　未分化間葉系細胞　34
　未分化間葉細胞　45

　　　【や】
　輸血　104
　溶解析出アパタイト　89
　1/4 ずれモデル　23

　　　【ら】
　リガンド　37
　力学刺激　52
　リコンビナントヒト BMP-2　101
　リコンビナントヒト由来骨形成蛋白質　90
　リン酸三カルシウム　84
　類骨　9, 15
　レセプター　37
　レビ・モンタルチーニ　35